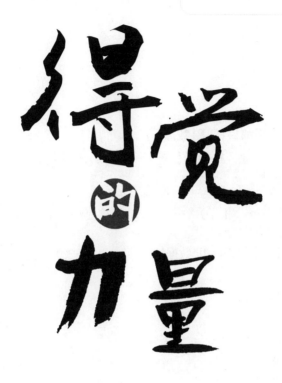

得觉的力量

格桑泽仁／著

四川大学出版社

责任编辑:唐　飞
责任校对:胡晓燕
封面设计:墨创文化
责任印制:王　炜

图书在版编目(CIP)数据

得觉的力量 / 格桑泽仁著. —成都:四川大学出
版社,2017.12
　ISBN 978-7-5690-1523-2

　Ⅰ.①得…　Ⅱ.①格…　Ⅲ.①精神疗法
Ⅳ.①R749.055

　中国版本图书馆 CIP 数据核字(2017)第 320529 号

书　名	得觉的力量	
著　者	格桑泽仁	
出　版	四川大学出版社	
地　址	成都市一环路南一段24号 (610065)	
发　行	四川大学出版社	
书　号	ISBN 978-7-5690-1523-2	
印　刷	四川盛图彩色印刷有限公司	
成品尺寸	165 mm×230 mm	
印　张	8.5	
字　数	106 千字	
版　次	2018 年 4 月第 1 版	
印　次	2018 年 4 月第 1 次印刷	
定　价	36.00 元	

◆读者邮购本书,请与本社发行科联系。
　电话:(028)85408408/(028)85401670/
　(028)85408023　邮政编码:610065
◆本社图书如有印装质量问题,请
　寄回出版社调换。
◆网址:http://www.scupress.net

得觉的力量（代前言）

作为一名心理工作者，我一直在探索着一种力量。

这种力量，充满着爱与尊重；这种力量，代表着勇气、智慧、喜悦、和谐与幸福；这种力量，让人能够微笑面对多彩的人生，享受生命的辉煌、卓越和精彩；这种力量，既平凡又神奇，它从每个人的心灵里来，最终带给人们平安吉祥、快乐安康。

这种力量，我把它命名为"得觉"。

从理论上讲，"得觉"包含四层含义。

"得觉"的第一层含义，顾名思义，在汉语中取"得到觉悟"之意，描述的是人的精神所处的状态：人时刻处于一种"得觉"状态——当一个人开始觉得自己没有觉悟的时候，他已经处于一种觉悟状态；当一个人感觉自己已经觉悟的时候，他将进入新的觉悟状态。这其实是一种无意识状态体验的描述，也是"得觉催眠"原理的基础。

"得觉"的第二层含义，拆字解义，"得""觉"这两个字的字形揭示了一个重要的心理学理论——"自我对话"。我们将"得"字拆为三部分，即"彳""日""一寸"。"彳"表示"自""我"对话，"日"表示每一天，"一寸"表示细微的对话内容。如此归纳起来，"得"就可以解读为"每一天都会进行细微的自我对话"。同样地，我们将"觉"字拆开来看，归纳起来，则可以解读为"自己看到并享受头上的光环"。我们在日常生活中做出的每一个决定，都会经过思考，经过大脑中"几个自己"的对话，最后选择一个最佳的方案。"自我对话"的理论在整个心理咨询和治疗的应用中都起着十分重要的作用。

"得觉"的第三层含义，画图识义，描述的是人们通过学习获得成长的过程，这可以用"得觉图"来表示。

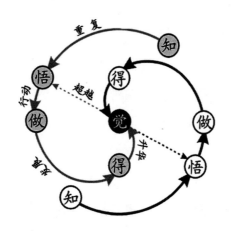

这幅图清楚明白地表示，我们每个人都可以通过学习获得成长，唤醒内心的力量，也就是说，在挑战面前，我们都能够依靠激发自身的潜能获得自救，而心理工作的一个重点就是帮助人们唤醒并应用潜在的力量。

"得觉"的第四层含义，得其译义，是为藏语"平安吉祥、快乐安康"之意，这既是美好的祝愿，也表达出心理工作的最终目的。

目 录

旅程就是这样开始的

　　——流浪者和旅行者 …………………………………………（001）

第一站

　　心灵·出发 ……………………………………………………（009）

　　　一月：格局山庄 …………………………………………（015）

　　　二月：我和你在一起 ……………………………………（021）

　　　三月：播下种子 …………………………………………（027）

　　　四月：流动 ………………………………………………（033）

　　　五月：迷与明 ……………………………………………（039）

第二站

　　得觉·路上 ……………………………………………………（047）

　　　六月：你在你过去的决定里 ……………………………（053）

　　　七月：木桶森林 …………………………………………（061）

　　　八月：五指山 ……………………………………………（067）

　　　九月：快乐冲洗 …………………………………………（075）

　　　十月：心灵的图景 ………………………………………（083）

第三站

　　大爱·重生 ……………………………………………………（091）

　　　十一月：过，穿越 ………………………………………（097）

十二月：太好了 …………………………………………（103）

古桑抱石 ……………………………………………………（109）

得觉人生悟语 ………………………………………………（112）

生命之路
　　——写在《得觉途中指南》之前 ……………………（118）

得觉途中指南
　　——"得觉"心理调试技巧 …………………………（121）

正在得觉的我（代后记）…………………………………（127）

旅程就是这样开始的

——流浪者和旅行者

太阳就在那里，从黑暗里出来，自然就找到光明喽！

当你觉得彷徨、无助、痛苦、忧郁、愤怒、疑惑时，

恭喜你！你的旅程开始了！

当你走在得觉的途中，会发现，一切真是太好了！

——格桑泽仁

每一个人，当他听到自己内心的声音——那声音或许微弱或许强劲，心灵想要出发的时候，就会来到这个站台。

我最喜欢做的事，就是满怀喜悦，快乐地在这个心灵的站台上迎来送往。

那是很多年前的一个冬天，大概是十二月份，天气很冷，站台上飘着大雪。来来往往的旅客也不少，但有一个人给我留下了深刻的印象，那是我第一次遇到一个这样的人。

他穿着厚厚的棉衣，背着行李，风风火火地赶到站台，手里紧紧地捏着一张车票，却一脸茫然，不知道自己要去哪里。

他急匆匆地问这问那，前一个问题还不等我回答完就已经开始问下一个问题，似乎答案对他来说并不重要。看得出，他很焦虑。他的焦虑是什么呢？

他对站台的环境很敏感，皱着眉向我打听天气，想知道明天是否会天晴，或者是否会降温、会刮风、会下雨、会下雪、会有沙尘暴。他说，天气对他选择什么时候出发很重要。

他到处寻找，打听站台上有没有认识的人、有没有可靠的老乡、有没有熟悉的朋友。他说，有什么样的旅伴对他决定出不出发至关重要。

每趟列车驶来，停靠在站台的时候，都是他陷入重重矛盾的时候，因为他反反复复地犹豫着：走，还是不走？于是，他总是会心神不宁地留下来，再匆匆忙忙地打听天气如何，打听熟悉的朋友什么时候能来。他渐渐地把这个站台当成了栖身之所，他渐渐地熟悉了背着行李在站台上来回游荡的生活。他忧郁、愁闷、焦虑、悲伤、自怜地把自己想象成一个无家可归的人，用这种形象告诉所有和他相遇的人：我是一个流浪者。

　　于是，不知道从什么时候开始，站台上认识他的人都称呼他为"流浪者"。

　　日复一日，流浪者手里依然紧紧捏着那张车票，身上背着行李，每天纠结地选择是否出发，然后又留下来。他早就忘记了牢牢地捏在他手里的是什么！然而我知道，那是一张清清楚楚地写着目的地，随时可以令他出发的车票。

　　随着时间的流逝，流浪者越来越烦躁。他怨天尤人，抱怨天气不好总是延误他出发的日期，抱怨天气太好总是让他不舍得离开，抱怨总也等不到志同道合能一起出发的朋友，抱怨每一件事都不合他的心意，抱怨这个站台让他无所事事，抱怨没有人替他着想，抱怨我总是微笑着回答他的问题。

　　时间转眼过去，已是来年的一月。有一天，流浪者一大早就跑来找我，沮丧地对我说："我真是一个一无所有的人。"我没有说话，依旧对他微笑，温和地看着他。他不敢看我的眼睛，把目光移向别处，可还是忍不住大声地抱怨了一句："我没有车票，根本不能出发，只能待在这个又小又简陋的站台，哪儿也去不了。"

　　时机已到，我为流浪者讲了一个故事。

　　"蜜蜂和苍蝇"的故事。（在这个故事里，请先排除普通意义上人们赋予的"蜜蜂高尚"和"苍蝇低级"的比喻，只把蜜蜂和苍蝇还原成两种不同的昆虫）

　　有一群蜜蜂被抓进了一个透明的玻璃瓶子里。蜜蜂很努力地想要飞出瓶子，获得自由。虽然瓶口是敞开的，可是，瓶底朝向光亮，瓶口却朝向黑暗。因为蜜蜂是趋光的动物，向着光飞是它们一直以来的习惯，于是它们就不停地向着有光亮透进来的瓶底发起进攻。可是尝试了很多次，蜜蜂都撞在了玻璃上，被撞了回来，失败了。多次碰壁之后，蜜蜂都没有试着探索其他的方向，它们对着瓶底的亮光陷入了绝望，于是所有的蜜蜂都沮丧地相信了——我们是飞不出去的！

同一个瓶子，同样的条件，换成了一群苍蝇被抓进瓶子里，结果却完全不同。刚开始，苍蝇也是朝着透进来光亮的瓶底飞。当苍蝇尝试了几次，发现这个方向根本飞不出去，只能枉费时间和力气的时候，它们立刻改变了方向再去尝试，结果很容易地找到了瓶口，顺利地飞了出来。

其实，蜜蜂错把看到的光亮当成了唯一可以通向出口的希望。然而那只是它们自己的假设，只要它们能突破那个假设的唯一性，试着改变一下方向，稍做探索，就能很快发现自由敞开的瓶口。可惜可叹的是，蜜蜂一直都没有这样做，它们认为从黑暗的那一端飞出去是根本没有任何可能的。于是，蜜蜂就被困在了玻璃瓶子里。因为蜜蜂从来都不改变自己固守的趋光习惯，它们被困在了固守里面。结果是，这些蜜蜂如果没有外力来解救，很可能就会渴死、饿死，被瓶子困死。

而苍蝇没有局限自己，在寻找出口的行动中没有假设的墙壁，在飞不出去的时候它们只是换了一个方向，就简单地做到了，轻而易举地走出了困境。

同样的环境、同样的条件，却产生了两种不同的结果：蜜蜂受到了禁锢的痛苦，固执地因袭习惯，那么费力却也找不到出路；而苍蝇获得了自由的快乐，不用失去什么，那么轻松地就活了。

听完了这个故事，流浪者若有所思。

讲完"蜜蜂和苍蝇"的故事，我自言自语、若无其事地说："太阳就在那里，从黑暗里出来，自然就找到光明喽！"这句话其实是故意说给流浪者听的。

然后,我问了流浪者一个问题:"被困在瓶子里去寻找出口的故事中,你欣赏的是蜜蜂还是苍蝇?"

我知道流浪者已经有了答案。我下一步要做的是——不等他回答我的问题,就指给他看离我们不远处,一直被他忽略的一个站牌,上面写着两行大字:

当你觉得彷徨、无助、痛苦、忧郁、愤怒、疑惑时,

恭喜你!你的旅程开始了!

轻轻地,我对流浪者柔声说道:"看看你手里的车票吧!那上面写着你要去的地方。"

流浪者大吃一惊,像发现新大陆一样惊讶地发现了自己手里紧紧捏着的那张车票。他第一次认认真真、仔仔细细地看自己手中这张车票的内容,足足用了五分钟。之后,流浪者有些激动地看着我,眼神里闪烁着跃跃欲试的兴奋。

我说:"你看,其实车票一直都在你手里。只要你坚定地迈出脚步,站台、火车、车票、天气、旅伴、路途、故事……一切都为你准备好了!来,拿好你手里的车票,出发吧。"

这一次,流浪者没有再犹豫。

我微笑着目送他上了车,心里默默地为他的出发祝福。

看着他迈出了脚步,我知道,从此他已经不再是流浪者,他已经蜕变,成为旅行者。有朝一日,他还将成长为得觉者。他的旅程将是心灵之旅、希望之旅、得觉之旅,他即将拥有喜悦的人生。

旅行者在车上坐定,看得出,对于出发他还是有点儿紧张。他羞涩地笑了笑,向我挥了挥手。在车就要开动的时候,他忽然鼓起勇气,大声地问我:"我可以邀请你一起走吗?"我点点头,说:

"我们会在途中通过很多种方式相遇的。而且当你想要和我说些什么的时候，我就在你心里和你对话。"

旅行者放心了，他乘坐的列车驶离了这个站台。我偷偷地笑了，望着奔驰而去的列车，默默地说："旅行者，当你遇到些什么，你自己就将有智慧告诉自己如何做是最好的，你自己也将有力量做好所有的一切。因为你已经成为旅行者，你已经开始认识自己，你已经有力量出发了。"当然，这些话旅行者并没有听到。但是，我相信他的心已经完全知道。

此时的旅行者，手里拿着那张车票的票根，正在用心地读着。

亲爱的所有想要出发的朋友：亲爱的流浪者、亲爱的旅行者、亲爱的得觉者，请把这张票根永远存放在你心里最重要的位置。

票根的一面写着：

你是谁：

经过的地方：

去哪里：

你的梦想：

你的格局：

请你在旅程中把它们填写全、填写好。

票根的另一面写着：

旅程注意事项：

1. 任何事情，当我们看到的时候就已经发生了，发生的时候就已经结束了。

2. 这是一个向着快乐出发的旅程。喜欢把自己沉浸在痛苦中的人，也是可以带着你的痛，向着快乐的方向出发的。

3. 在痛苦中历练快乐，在缺陷中孕育成功，缺陷让你与众不同，让你独一无二。

4. 你认识了痛苦，就从另一面了解了快乐。

5. 我和你在一起。

6. 你在你过去的决定里。

7. 我们每一个人，未必都能够决定自己生命的长度，但一定能够决定自己生命的宽度！

想到在旅行者的路途中将要发生的一切，我舒了一口气：很多人都是这样出发的，心灵得觉的旅程就是这样开始的。

当你走在得觉的途中，会发现，一切真是太好了！

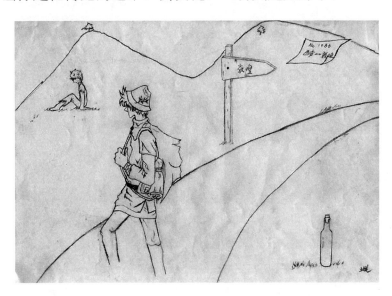

第一站

心灵·出发

旅行者的直觉是，他来到了心灵的故乡。

当他面对壮丽山川，却去期待大河奔流的时候，他就错失了与山川的相会；当他终于看到大河奔流，而又马上懊恼错过了壮丽山川的时候，他就又错失了与河流的相会。

对于古桑抱石，旅行者简直浮想联翩：多少年以来，这棵树和这方石头都默默地在一起扶持着共生，经历风雪雷电，经历阳光雨露。石头帮助桑树筑起了与众不同的坚实的根基，桑树把石头带到视野开阔的空中，它们没有因为对方给自己带来阻碍和不便而相互排斥或是扭曲自己的生长，而是相互包容接纳对方的个性，彼此陪伴着创造了生长过程中独特的力量和美。树和石头，每一个都并不孤独。

——格桑泽仁

旅行者第一次像这样走在途中。

旅行者神奇地发现，生命中第一次不是火车车轮带着自己的身体在向前行进，而是身体追随着自己的灵魂走在了途中。

"这是多么的不同啊！"就着窗外苍茫的暮色，旅行者一边在行李架上放好背囊，一边暗自感叹。

第一站要走三天三夜才能到达。白天，陪伴旅行者的是那些路过的大好风光。窗外的风景每时每刻都在变换着，旅行者一会儿看到山川，一会儿看到河流，一会儿看到沙漠，一会儿看到庄稼，一会儿看到牛羊……旅行者联想到，这些车窗外倏忽即逝、瞬间即变的风景对他而言，就像是纷繁芜杂的思想，还像那些过去的、现在的、未来的交织在头脑中的种种画面。旅行者有一个深切的发现——当他面对壮丽山川，却去期待大河奔流的时候，他就错失了与山川的相会；当他终于看到大河奔流，而又马上懊恼错过了壮丽山川的时候，他就又错失了与河流的相会。旅行者第一次觉悟到，原来，过去人生中的很多很多时刻都是这么交相着错过的，而自己也已经习惯于像这样在生命旅途中不停地错过，与过去错过、与现在错过、与未来错过。

旅行者暗暗为自己做了一个决定——这一次无论如何都要和以往有所不同。他做了一件心灵出发的礼物送给自己，是一张卡片，上面写好了两句话：把"过去"和"未来"放在它们原本的位置，而不是占据"现在"的空间。自己要充分地活在每一个当下、每一个现在，而不再错过。

开始时，旅行者得不时地提醒自己回到当下、专注现在。虽然这并不容易做到，但旅行者深知，唯有如此，人生才是它原本应有的活泼样子，才不会一次错过、再次错过。

旅行者更加坚定和安然地跟随自己的心了。

对于还非常模糊的前路，对于每一刻、每一站都会遇到的未知，旅行者并非没有焦虑。但是，他也正在开始学习慢慢清空自己的杯子，放下自己习惯固守的很多"小我"的执着，放下过多的大脑里的评判，放下自己内心向外的投射，带着一颗好奇心，去接纳事物原本的样子。出发之前强烈的不安、恐惧、焦虑，以及犹豫不决，这种种困扰已经随着旅行者的行动而得到释放。

伴着隆隆的车轮声，旅行者已经离站台越来越远。三天三夜之后，车窗外的风景变得格外高远。旅行者到达了一个从未来过的地方。在这里，天空蓝得如此深邃，云朵低得像是直接映在人的心间，湖泊纯净得仿佛能解千古洪荒的焦渴。看到这样的景色，旅行者震撼了，他一下子就爱上了这里。这里像是一个磁场，仿佛拥有一种巨大的吸引力，让旅行者有一种妙不可言的感觉——觉得自己是这里的天空、是这里的云朵、是这里的湖泊，是这里自然所见的一切，而天空、云朵、湖泊，这些自然所见的一切也都正是旅行者本人。正是这种全然投入、浑然一体的存在动摇了旅行者身心中每一个"小我"的存在，而有意将所有的一切都融入一个"大我"。旅行者的直觉是，他来到了心灵的故乡。

确切地说，旅行者被火车带到的第一站就是这里——一个名叫甘孜巴塘的地方。这里地势平坦，气候温和，山水如画。数月之后，当旅行者成为得觉者，他还将回到这个地方，但是他现在还不知道。

在这里，旅行者惊喜地发现，巴塘小城虽然不大，却是歌舞的海洋，处处充满勃勃生机，充满欢乐愉悦的气氛。他好奇地在小城里走走停停——载歌载舞的男女老幼随时都会吸引他停下来，去欣赏他们每一个舒展自在的动作；而美妙的音乐声又会再次吸引着他往前走去，好看个究竟。

　　一边走，一边听，一边看，一边和热心人聊天，很快，旅行者就弄明白了，小城里的人们最爱跳的这种舞有个端庄秀雅的名字，叫作"弦子歌庄"。它的由来很古老，舞姿也很特别。弦子歌庄是一种集体性的舞蹈，跳舞的时候不拘人数多少，少则几人、十几人，多则几十甚至几百上千人，都能跳。人们聚集在一起，挥动起长长的衣袖，同欢共舞表达情感。尤其是在庆典、节假日、婚嫁时，或者在劳动之余，人们就会相聚在一起尽情地唱啊，跳啊。据说，甘孜巴塘的每个人都是跳着弦子、挥舞着长袖长大的。这种舞蹈是如此兴盛、如此深入人们的日常生活，所以只要一进入巴塘境内，无论商店、民房，随处听到的都是巴塘弦子的曲调。

　　这天晚上，旅行者随心所欲地在小城里漫步，顺着音乐声走着走着就来到了巴塘城中心的"金弦子广场"。旅行者想："金弦子广场"，这个名字真好听。刚巧这天也正赶上一个节日，旅行者还没有走得太近就已经看到了广场上的壮观景象：大约有上千人聚集在广场上，他们中既有活力四射的年轻人，也有身体健硕的老人，还有活泼可爱的小小孩童。老老小小、年龄不一的人们在清晰、婉转的胡琴声的带领下，围成圆圈，结队欢舞，甩动如同云彩一般的美丽长袖，在歌声和琴声的相互变换中，翩跹起舞。正在跳的这首弦子舞热烈奔放，洋溢着浓烈的人与人之间、人与自然之间的和谐友善之情。路灯下、月光映照里，人们盈盈的笑脸、轻快的步伐，以及弦音的和谐悦耳和歌声的优美动听，使得旅行者为之陶醉。不知不觉中，旅行者已经忘记了自己只是一个经过这里的旅人，他一步一步走近了人群，走进了金弦子广场，在当地人热情的邀请下最终加入了弦子歌庄的圈子，手舞足蹈地融入了欢快的人群，忘情地跟大家一起跳起舞来。

跳了一会儿，旅行者发现了隐含在弦子歌庄舞蹈中的一个秘密——每首歌曲都是像漫步一样的四步节奏，使人没有机会停下来思考。更加奇特的是，与其他舞蹈不同，弦子歌庄是左手左脚配合、右手右脚同出，非常容易。跳舞的人来不及有大脑的评判，便身心合一地融入了进去。随着自然的律动，人也自然而然地活在了此刻、活在了当下。

旅行者跳得非常欢快。在这歌舞的海洋里跳着跳着，旅行者完全忘记了自己的烦恼，在这样的一个团体中，他暂时忘掉了自己，完全融入在歌舞人群的律动里。那种感觉很像他刚刚到站时感受到的巨大磁场，感受到自己和这里的天空、云朵、湖泊融为一体。这里是得觉路上非常不同的第一站，旅行者人生中第一次觉得他人并非地狱，人群也能像天堂一样，那么友善的目光、那么纯美的微笑、那么温暖的邀请手势，大家唱着同一首快乐的歌，舞动着同样的节奏，人们相互理解、相互明白、相互给予、相互奉献彼此心中的真诚和关爱。

在人群里，旅行者越来越放松，他尽情地唱啊，跳啊……直到精疲力竭。他从未像今晚这样忘我地狂喜过。他想，今晚不是在跳舞，是经历了一场心灵的狂欢。

这一宿，旅行者酣然入睡，睡得那样深沉，连平时每晚都会不请自来，各种各样的稀奇古怪的梦都没有来惊扰他。

一大觉醒来，旅行者觉察到自己的嘴角是微微上扬、笑着的。他的第一个念头是：很幸福。第二个念头是：我还在这个叫作甘孜巴塘的美好地方。第三个念头是：新的一天即将开始。

这个时候，旅行者心里倍感快慰，因为多年以来，他每天醒来时杂沓而来的念头和句式都是：好烦啊！又得起床，又得面对一天的事，又得如何如何。

今天一觉醒来，终于改变了，而且改变得如此自然而然。开局已然不同。

就这样，清晨，带着愉悦，旅行者出门去散步。他随意地走着，竟然发现了一棵从来没有见过的奇异的大树。那是一棵桑树，确切地说，这棵树在甘孜巴塘非常有名，人们叫它"古桑抱石"。树从宽七米、高两米左右的石头上长出，非常高大，桌子大小的石头随着树干的生长而被带到空中，整体看来是那么特别、那么趣味横生、那么引人遐想，树与石的完美结合、相依相伴像是一个天工造化的奇迹。旅行者绕着古桑抱石转了好几圈，欣赏了半天，然后惬意地坐在树下，待了很久。对于古桑抱石，旅行者简直浮想联翩：多少年以来，这棵树和这方石头都默默地在一起扶持着共生，经历风雪雷电，经历阳光雨露。石头帮助桑树筑起了与众不同的坚实的根基，桑树把石头带到视野开阔的空中，它们没有因为对方给自己带来阻碍和不便而相互排斥或是扭曲自己的生长，而是相互包容接纳对方的个性，彼此陪伴着创造了生长过程中独特的力量和美。树和石头，每一个都并不孤独。

在甘孜巴塘停留的短短时日里，弦子歌庄欢快的大场面以及桑树抱石的相亲相爱的画面深深地印在了旅行者脑海中，他越来越相信，在接下来的路途中，他并非孤独一人。

旅程到达的第一站，旅行者就爱上了甘孜巴塘，爱上了古桑抱石，爱上了弦子歌庄。当然，他也爱上了这趟旅程。在后面的路途中，他常常会把自己在这里的经历讲给人们听，把弦子歌庄的舞蹈教给人们，和人们一起跳起这欢快的舞蹈。

一月：

格局山庄

想象一下你的格局，描绘出它的形状、颜色，它的宽度、高度、广度、厚度，在你脑海中画下的格局将指引你、带领你去到你的目的地！

如果你从来都没有见过花开，从来都没有见过枝繁叶茂，从来都没有见过果实，你，还敢于想象春天那百花争艳、百鸟齐鸣的美景吗？你，还敢于想象夏天那绿柳成荫、河湖奔腾的生命力吗？你，还敢于想象秋天那硕果累累、金黄满地的丰盛吗？

你敢想象，在你心里，可以享有所有四季、自然的丰饶吗？

勇于想象，敢于想成，善于成像！

——格桑泽仁

　　一月的某天，旅行者到达了一个荒凉陌生的地方。这里人烟稀少，更没有人知道这里叫作什么名字。这天，空中刮起了北风，雪花飞飞扬扬地飘着，到处天寒地冻。旅行者走了很长的一段路，他冻得瑟瑟发抖，又渴又饿，终于找到了一家小旅店。他先吃饱喝足，又选了一间暖和的小屋子住下来。小屋里有老式的壁炉，木柴堆得很足，旅行者把炉火生了起来，把火烧得旺旺的，搬了张小板凳坐在壁炉旁边取暖。火光映红了旅行者的脸，映得他的眼睛熠熠闪光。他一边就着火烤着冻得发红的双手，一边自然而然地望向窗外。雪还在下着，但已经变成了鹅毛大雪。看着外面的冰天雪地，旅行者越发感觉到自己的身心此刻是安宁的，它如此温暖地栖息着。然而他也清醒地意识到，这里只是用于歇脚的炉火、小屋和旅店，温暖的感受只是短暂的。时间过去，这一切也将如同幻象，随之消失。旅行者想，在这温暖的炉火消失之前，我得做些什么呢？他马上有了想法。旅行者拿过行囊，找出行囊里的那张票根，再仔仔细细地读了一遍，他思索着。借着火光，旅行者开始为自己绘制一幅旅行地图。

　　起笔是容易的，因为旅行者已经迈出了出发的那一步，已经到达过第一站，所以他很快地画好了出发地和第一站。忽然，他却犹疑起来，不知道最远的那一笔——此行的目的地，该落在什么位置。

　　壁炉里木柴烧得噼噼啪啪作响，火光一窜一窜，忽高忽低。旅行者陷入了沉思。突然，一簇火光跃起，照亮旁边的书桌，旅行者不经意地顺着光亮一瞥，发现了留在书桌上的一封信。他一下子从小板凳上跳了起来，走到书桌前，看到信封上大大地写着几个字："致旅行者"——是的，这封信是我特意写给旅行者的。

在荒凉陌生的地方，在不确定的时空里，收到一封给自己的信，旅行者感受到一分意外的惊喜。他马上打开信封，上面这样写道：

现在，闭上眼睛，想象一下你的格局，描绘出它的形状、颜色，它的宽度、高度、广度、厚度，在你脑海中画下的格局将指引你、带领你去到你的目的地！

用心来看看你的格局吧！此刻，守在小小的温暖的火苗旁边的你，或许正在想的是，自己该如何才能完成一个细细薄薄、线状的时间的旅程，到达你心灵的目的地。然而，你有想到过更宽广、更厚重的旅程吗？你有想过别人的痛苦、烦恼、快乐、喜悦、渴望都和你一样吗？你是否想到过旅程中要为自己得些什么、觉些什么，要为别人得些什么、觉些什么，要为天地间的一切得些什么、觉些什么？

你敢于想象大格局吗？

什么是大格局？

你已经看到冰天雪地，你已经走进了冰天雪地里，你感受到这里到处都是冬天的气息：白雪皑皑、万物收藏。

那么，想象一下，如果你从来都没有见过花开，从来都没有见过枝繁叶茂，从来都没有见过果实，你，还敢于想象春天那百花争艳、百鸟齐鸣的美景吗？你，还敢于想象夏天那绿柳成荫、河湖奔腾的生命力吗？你，还敢于想象秋天那硕果累累、金黄满地的丰盛吗？

你敢想象，在你心里，可以享有所有四季、自然的丰饶吗？如果你不敢，你的小小的格局里就只能有冰天雪地、寒风刺骨的冬天。

读到这里，你的心里一定波涛汹涌。

是的，别停下，旅行者。

你知道，在鸡的世界里，是没有"飞翔"的概念的，因为在鸡婆婆的世界里传播着的、在鸡妈妈的世界里传播着的，都是要想扇动翅膀带动身体飞起来，最初翅膀那撕裂的痛是绝对无法忍受的。所以，鸡就再也不寄希望于翅膀，再也不寄希望于天空。它们低着头在地上觅食，能找到的只是面前的几颗米粒。大概，它们私下里偶尔也会偷偷地仰一仰头，羡慕地看一眼鹰在天空自由翱翔。

再想想和你一样苦苦求索、苦苦探寻的人们，乃至自然界的所有生灵。

要知道，我们每一个人，未必都能够决定自己生命的长度，但能够决定自己生命的宽度！

思考一下吧，我们每一个人，生命都有六个不同层次的看点。也请好好思索清楚，你将最愿意把自己的格局建筑在哪一层面的看点之中！

第一个看点是看自己，第二个看点是看家庭，第三个看点是看集体，第四个看点是看社会、国家，第五个看点是看人类，第六个看点是看自然界。想一想，生命的看点如果放在不同的层次中，你的体会和感受也会是不一样的，你的格局，它的宽度、高度、广度、厚度更会大为不同。

在生命中，如果你只渺小地关注自己，像社会上的很多人一样，只在乎自己一己的得与失、一己的快乐与痛苦，就很容易患得患失，也很容易变得孤单无力；如果把自己的生命层次提高，学会开始关注家庭，接纳自己家庭的所有成员，包括他们的个性，多为亲人着想，家庭就开始和谐。你的爱已经走出自己的"小我"，播种在了大花园里。你的格局已经扩大了。

"老吾老以及人之老，幼吾幼以及人之幼"，扩展开来，如果开始关注社会、国家，用慈悲心接纳更多的人和事，接纳你身边的朋友、同事，甚至所有人，你周围的人际圈也就开始越来越和谐，社会也开始走入和谐。同样的一分爱，因为播撒更广，而收获倍丰。你与周围环境的关系就愈发和谐起来，你的生活也愈发美好起来，你的格局已经打开。

继而开始关注人类、关注自然界。你的格局就成为胸怀世界的大丈夫的格局。你的人生也变得更加博大、愉悦。就像盘古开天地，他头顶着天，脚踏着地，顶天立地，这才是人本该拥有的格局，这才是一个大爱的格局。

生命的确是这样的，格局也是如此简单，关键在于你把关注点放在哪一个层次。

旅行者，你一定又要问我了：如何才能扩大你的格局？

是的，当人消失掉自己的时候，他的格局就可以扩大。就如同当你来到海边，看见一望无际的大海，人变得渺小，自己变得渺小，反而，你的视野会扩大；当你置身沙漠，看到绵延无边的黄沙，人变得渺小，自己变得渺小，反而，你的心胸会扩大；当你站在草原，看到葱翠广袤的遍地青草，人变得渺小，自己变得渺小，反而，你的爱会扩大。

就这样，开始构建自己的格局吧！就算是有些事情一开始不那么容易。如同你即将从小屋出发，为了抵御风雪，一定会戴上风镜，刚刚戴上的时候，或许你的鼻子会不舒服、耳朵也会不舒服，但那又怎样呢？你开始不断重复这个戴风镜的行为时，鼻子就习惯了，耳朵也习惯了，风镜就成为你旅程的一部分。

格局也是一样，尤其是当你有了一个大格局，欢呼雀跃之后，必然是脚踏实地地一步步去达到。你必然要改变一些既有的习惯，再创建一些新的习惯。一个人调整自己、达到和谐就是这么开始的。

此刻，你已经想象出你人生境界的图景了吗？你已经有了自己的格局了吗？是轰轰烈烈，是平平淡淡，还是庸庸碌碌？

再送给你三句话吧：勇于想象，敢于想成，善于成像！

信挺长，旅行者却忍不住一口气读完了它。他深深地呼了一口气，脑里和心中还在搅动着信里的那些话，最后定格在信的最后三句：勇于想象，敢于想成，善于成像！旅行者愈发坚定了，他按捺住激动的心情，沉下心来开始专注地绘制地图，直到黎明。

当最后一笔落下、完成地图的时候，旅行者想起自己到达这里的一日一夜的所得所觉，于是他又在地图上重重地标注出自己现在的位置。沉思片刻，旅行者给这个地方命名为：格局山庄。

对着地图上的"格局山庄"，旅行者满意地笑了。

旅行者抬眼望向窗外，竟不知道什么时候大雪已经停歇了。此时，东方的曙光洒在天空中、大地上，厚实的积雪向天空反射着晶莹的光。天与地都是光彩夺目的。

旅行者脑海里冒出了一个念头：到二月的时候，早春就要来了啊！他想象着花儿会次第开放，自己的心也就和那些想象中的花儿一样开放了。

旅行者知道自己已经开始拥有一个大格局，他正是在朝着那个大格局走着。旅行者深深地知道：在路上，他将遇见地图里出现的、格局里出现的、目标里出现的一切，他会遇见伙伴、遇见感恩、遇见快乐、遇见幸福、遇见任务、遇见使命、遇见梦想、遇见成功、遇见得觉的自己……

二月：

我和你在一起

让心走出漩涡，看到生生不息的每个生命都是一簇燃烧着的火焰，它必然是向上的。

人生，该是快乐的人生，喜悦的人生，得觉的人生，是放下过去，活在当下，面对未来的人生。

即使失去了身体的一部分，即使心留在了那一刻，心还是渴望快乐、喜悦和光明的，更重要的是，心依然能够走出来，迎接快乐、喜悦和光明！

——格桑泽仁

有时候，我们的身体随着时光依然向前走着，可心却不再跟随了，留在了过去的某个时刻。对于作为个体的人来说，那个时刻或许意味着巨大的悲伤，或许意味着难以承受的痛苦，也或许意味着极度的兴奋。是那种强烈的没有能够得到充分释放和疏解的情绪，散发出漩涡一样的吸引力，把心留在了过去的那一刻。

必须明了的是，即便心留在过去，也是深层的意识为了保护自己，本能产生的一个防御性选择！觉察、洞察到这一点，我们就能感恩深层意识的好意，尝试着面对自己的感觉、自己的心，从而敢于接受那个时刻，得出解决之道，疗愈伤口，让心走出漩涡，看到生生不息的每个生命都是一簇燃烧着的火焰，是向上的。

人生，该是快乐的人生，喜悦的人生，得觉的人生。是放下过去，活在当下，面对未来的人生。

二月的时候，旅行者发现自己对周围的人们、对世界有着一种悲悯的情怀，这悲悯越来越浓厚，让他想要帮助所有的人，他整个人已经越来越快乐。并且学习到很多东西的他，也开始有能力帮助和支持其他的人。这天，旅行者来到了一个大地震刚过去不久的城市，他要把自己的爱与支持传递给最需要的人。在路过一家医院的时候，他听说里面住着一个面对灾难时表现得无比坚强的小姑娘，只是灾难虽然已经过去，但是她的心还没能从突如其来的巨大变故中走出来。于是，旅行者决定去看望这位小姑娘。

隔着一扇门，旅行者看到十二岁的小姑娘坐在雪白的床上，脸上没有泪水，也没有笑容。她的表情是麻木的，既没有痛苦也没有悲伤，这让旅行者的心很痛。

地震来时，小姑娘的腿被重物压住了，在千钧一发的生死关头，她果敢地舍弃了自己的一条腿才得以死里逃生。她当时表现出的勇敢让所有的成年人都无比敬佩和震撼！

之后，小姑娘在医院里得到了救治，虽然环境已经安全了，但是对外来的人和事，小姑娘没有任何的反应。很多人听说了小姑娘的经历，来医院看望她，很多朋友也主动来跟她谈心，可是外界的信息都不能引起她的反应和兴趣。

最让人难过的是，医护人员给小姑娘打针时，她竟没有任何反应。普通人打针，肌肉被针头刺到的时候，局部都会有收缩的现象。可是当医护人员拿注射器为小姑娘注射的时候，她的肌肉几乎没有动一下，好像针头扎在了一块木头上。那一刻，护理人员流下了泪水。身体局部的一种强大刺激，封锁了她的感觉。

旅行者并没有贸然地去看小姑娘。他想，既然外界的人和事引不起小姑娘的感觉，那他又该如何做呢？

旅行者认为，最好的做法是一见面就能够让小姑娘产生好奇，吸引她的注意力，从而一下子丢掉她脑海里那幅残酷的画面，打破她把自己封闭在过去的状态。

旅行者想到了一个好办法。他思考片刻后，便着手进行。

在有志愿者和医护人员陪着小姑娘时，旅行者推开房门走进来，一让小姑娘看见，他就马上扭头跑了，表情尴尬、仓皇、滑稽。

旅行者一跑出去，护理人员就把他抓住，好奇地问："你不是来帮助小姑娘的吗？怎么跑了呢？"旅行者请护理人员把小姑娘身边的两位护理志愿者叫出来，然后教他们每个人两个技巧，这技巧包括如何做和如何说。当然，在技巧的背后，更得有所有参与者对小姑娘深切的理解和爱。

旅行者教第一位志愿者的第一个技巧的第一个动作是，在小姑娘的右侧蹲下来，而且头必须要低于小姑娘；第二个动作是，在小姑娘呼吸时，身体开始有动作的时候，从小姑娘的右侧把手伸过去，从后背把小姑娘抱起来。

旅行者让第二位志愿者走过去，在离小姑娘大概一米或者五十厘米距离的地方站着。刚才第一位志愿者是蹲下去的，第二位志愿者则是站着的。第二位志愿者做什么呢？他站在旁边看着小姑娘，当第一位志愿者把小姑娘抱起来的一刹那，他就立刻说一句话，说什么话呢？

——"我和你在一起"。

"我和你在一起"，这句话是很深刻的；"我和你在一起"，这句话是很具体的；"我和你在一起"，这句话是可以让人体验到安全感的。

当灾难刚刚过去的时候，人们常常会对历经灾难惊魂未定的人安慰说："没有关系的，你已经很安全了。"但是，诸如此类的话语是没有力量的。因为"你已经很安全"这句话只传达了一个关于"安全"的抽象的概念，对当事人来讲，并没有形成具体的画面，无法感觉、无法体验。而"我和你在一起"这句话非常有力量，它传达了一个具体的关于"安全"的图景，能够触动当事人的感觉，让他体验到安全的切实存在。所以，当有人对你说"我和你在一起"的时候，你就会感觉到自己内心的对话：没关系，即使遇到灾难，他和我在一起。这样，人就会油然而生一种安全感。这就是旅行者教给第二位志愿者的第一句话。

第二个技巧是什么呢？就是在看到小姑娘吸气的时候，第二位志愿者也随之开始吸气——人在吸气的时候是在恢复一种东西。然后在吐气的时候，他必须面对小姑娘，抓住小姑娘吐气的一刹那看着小姑娘的眼睛说一句话——"旅行者叔叔来了"。人在吐气的时候大脑就会空掉，我们在说话的时候大脑也会空掉。小姑娘根本不知道旅行者是谁，就在这个瞬间，旅行者进来了，小姑娘会有什么样的感觉呢？

事实上，在此之前，很多心存善意的人都急切地想要帮助小姑娘从封闭的世界里走出来，大家尝试过不少方法，但大多数的方法从一开始就失败了。因为，大多数人一进医院就急于和小姑娘沟通，想让她马上开口，一见面就想"搞定"她的痛苦，很严肃地想给她做咨询。这些都让小姑娘感觉到很不舒服，见得多了，便一见面就会产生抗拒。

考虑到这种特殊情况和小姑娘的感受，旅行者选择一进门刚让小姑娘看见就掉头逃跑。在小姑娘眼里，这是一个怎样的印象呢？很滑稽、很好玩、很不同，是一个有趣的刺激，也是一个示弱。小姑娘听说"旅行者叔叔来了"，虽然不认识旅行者，但她一看，这不就是刚才拔腿就跑的那个人吗！于是，她一下子放下了自己的评判，没有了抗拒，拉近了旅行者和她的距离。

打破封闭状态，这是一个好的开始。小姑娘对旅行者的行为产生了好奇，接纳了旅行者叔叔给她的支持，旅行者就能够用更多的快乐影响她，用更多的办法帮助她。当然，最终是她自己帮助自己，从封闭中走出来，从过去走出来。因为她已经开始能够知道和相信，即使失去了身体的一部分，即使心留在了那一刻，心还是渴望快乐、喜悦和光明的，更重要的是，心依然能够走出来，迎接快乐、喜悦和光明！

旅行者用自己的智慧、所学所悟帮助了小姑娘，她恢复了活泼，脸上开始有了笑容。旅行者告别了小姑娘，再次踏上旅程的时候，觉得非常非常幸福。

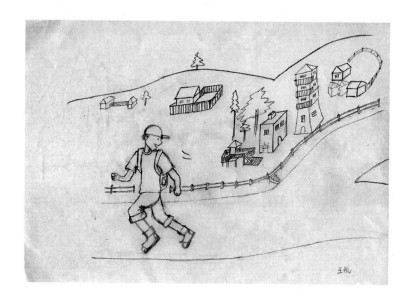

三月：

播下种子

没有什么时候比现在这个时节更适宜播种。花草的种子、树木的种子、蔬菜的种子、粮食的种子、水果的种子，痛苦的种子、烦恼的种子、快乐的种子、喜悦的种子，你在春天时选择种下什么，秋天时就会收获些什么果实。

在肩膀上扛着、脖子上挂着的时候，你只知道这些很重要；当放下来的时候，你才知道究竟是什么如此重要。

人生，放下时才有机会打开。

——格桑泽仁

睡去、醒来，每个人每天都会经历，可是谁能体会到这也是一次死去、一次出生？谁又会在乎它呢？

睡去之后人是怎样醒来的？第一个念头是什么？是身体里的哪个部位最先醒觉？这些，谁又能够觉察呢？

对自己生活中的每一个时刻都带着一分好奇与观照，旅行者每天都能领悟到很多不同的东西。对他而言，第一次从多年来熟视无睹的自我中发现，生命竟是如此神奇！在旅途中，他开始带着觉察，重新体验生命中的点点滴滴。

三月的一个清晨，旅行者一觉醒来，他是被布谷鸟清脆的歌声唤醒的。最先醒来的是他的手，手掌心向上，尽力地舒展了一下，于是他的意识醒了。这时，他心里立刻有了一段自己跟自己的对话：

——"今天会遇到什么样的人和事呢？"

——"不管遇到什么，我想要把快乐传递给每个人、传递给这个世界！"

——"冬天已经过去，勤劳的布谷鸟用美妙的歌声把我从睡梦中叫醒，我也该播撒一些种子，为更多的人种下希望。"

内心的对话进行到这里，旅行者的身体里似乎一下子灌注了满满的能量，再也躺不住了。他一骨碌从床上爬了起来：是啊，没有什么时候比现在这个时节更适宜播种。花草的种子、树木的种子、蔬菜的种子、粮食的种子、水果的种子，痛苦的种子、烦恼的种子、快乐的种子、喜悦的种子，我在春天时选择种下去什么，秋天时就会收获些什么果实。

旅行者觉察到，多年以来，自己种下的都是烦恼的种子，所以才有了无穷无尽的烦恼，才有了那个在站台上迟迟不肯出发的流浪者。现在，他不仅为自己画好了大格局，还给自己定下了一个脚踏实地、能马上开始行动的近期目标——在这个春天，无论如何都要种下快乐的种子！

带着这个信念，旅行者兴致勃勃地继续前行。

在路上，走着走着，旅行者突然见到一个奇怪的人。这个人左肩扛着一把椅子，右肩扛着一个很大的带轮子的行李箱，脖子上挂了一个大行李袋，满头大汗地走着。旅行者好奇地跟着他，不明白他为什么要这样辛苦，而不是轻松点儿，把椅子和袋子放在行李箱上拖着走。旅行者还观察到，更奇怪的是，就算是停下来歇息，这个奇怪的人也不肯放下椅子、箱子和袋子，依然扛着和挂着它们。这带给他很大的麻烦，他要费很大的劲儿才能坐下来，即便坐下来也得不时地扶扶椅子、正正箱子、托托袋子，根本不能放松地歇息。很多人从他身旁经过，都会好奇地看上几眼，不解地摇摇头，然后走开。旅行者跟着这奇怪的人往前走，走着走着，灵光一现，一下子联想到自己还没有出发时在站台上徘徊的情形，想起那时自己手里捏着车票，却不知道去哪里的迷茫。如此看来，这背负沉重却浑然不知的人和当初犹豫不决、并不认识自己的流浪者简直形同兄弟！对眼前的这个人，旅行者忽然产生了同理心和悲悯之心。旅行者暗暗告诉自己：我一定要提醒他，一定要把我知道的告诉他。

趁那人再次停下来休息的时候，旅行者快步走了上去，指了指他扛着的椅子，和他搭话："兄弟，我走得很累，你的椅子可以借给我坐一下吗？"那人本来就皱着眉头，听了旅行者的话眉头皱得更紧了，他很为难地说："我的确很想把椅子借给你，我很累，也很想把它放下来坐，可是你看，这把椅子不能坐，我需要扛着它才行。"旅行者诚恳地说："当你休息的时候，完全可以把椅子从肩膀上放下来，椅子是放在地上、用来让人歇息的。"那人陷入了沉思，说："可是这么多年以来，我从来都是扛着和挂着它们的呀！因为很多年以前，有一位智者把这三样东西交给了我，当时他就是像我现在这样扛着和挂着它们的。他交给我的同时告诫我说：'记住，这把椅子、这个箱子，还有这个袋子将成为你一生中最重要的东西，从此以后，你一直都需要它们。'从那时起，我就时时刻刻都把它们扛在肩上、挂在脖子上了。按照你的意思，我难道不该一直把这把宝贵的椅子扛着吗？"认真地听完他的故事，旅行者问："那你了解你一直以来背负的是什么吗？"那人摇摇头。旅行者说："你尝试过把椅子和袋子放在箱子上，把箱子放在地上拖着走吗？"那人笃定地说："从来没有，因为我接过来的时候，看到那位智者就是这样扛着和挂着它们的。而且，我认为它们非常重要，必须背负着才感到踏实。"

旅行者微笑了一下，说："你有想过什么是'接一拿'，什么是'接一纳'吗？"那人茫然地摇摇头，不置可否。

旅行者说："'接一拿'就是像你这样，别人给了你什么、周围的环境给了你什么，责任、荣誉、希望……你接了过来，拿着、背负着，休息的时候都不能放下，结果背负越来越重，你也越来越累；'接一纳'就是把别人、周围环境给予的接过来，纳入自己的旅途，发挥它们的作用，那样你就会越来越轻松、越来越有力量。不信，你可以试试看用不同的方式对待你扛着和挂着的这三件东西。"

那人真的被旅行者说动了。他把椅子、箱子、袋子一件一件从身上卸了下来。一瞬间，他觉得无比轻松，呼吸一下子顺畅了，背脊也挺了起来。继而，看到旅行者鼓励的眼神，他尝试着坐在了椅子上，看到那箱子和袋子，而引发了好奇——在肩上扛着、脖子上挂着的时候，他只知道这些很重要；当放下来的时候，他才知道究竟是什么如此重要。

当着旅行者的面，那人打开了箱子，箱子虽然沉重，但出乎意料的是，里面却是空的，只有一张轻飘飘的小纸条随风飞了出来，上面写着一句话：人生，放下时才有机会打开。那人哑然失笑，相信了旅行者的话：果真，"接—纳"了，就不需要再"接过来拿着"。那人放下箱子，转而打开那个沉重的袋子，发现里面竟然是各种各样的植物的种子。旅行者轻轻地舒了一口气，将手温暖地放在那人的肩膀上，说："幸而，你现在发现了，幸而你没有一直就那样扛着走下去，那就错过了这个春天，错过了播种的季节。"

那人感激地握住旅行者的手，对他说："谢谢你告诉我这些。"旅行者笑了："你是我的兄弟。刚才看见你，就像是看见几个月前的我。我们每个人的一生都有自己的使命、很多的责任、一个一个的目标和担子，也要有休息和健康，但这一切都不是扛在肩上、挂在脖子上的，那样的话太辛苦，会把我们压垮，也容易阻碍我们前进和成功。这一切需要我们来接纳、放下，放下并不意味着放弃，而是把它们放在合适的位置，深深地种到心田里去。就像这袋种子，选择合适的土壤和时间将它们种下去，充分地照顾和关爱，它们就自然能够开花结果了。很多长者、智者、亲人、朋友都会跟你说很多话——有宝贵的经验、有善意的提醒、有精辟的格言，也有消极的观念，但最关键的是，你自己怎样把这些话转换成积极、快乐、成功的信念和价值观，再种植到自己心灵里。"

那人完全领悟了，旅行者快乐极了。他想，他已经种下了一粒快乐的种子在这个熟悉如兄弟的陌生人的心里。于是，他们一起带上种子，找到一个水土丰美、阳光充足的地方，将那个袋子里的种子——种下。种子种下了，袋子空了，那人也轻松了。

三月就这样在载满希望的播种中欢快地过去了。

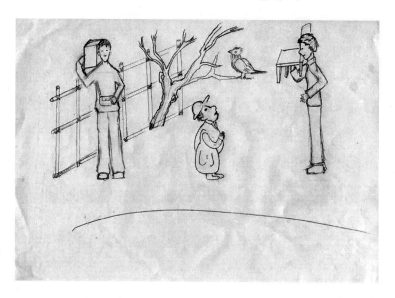

四月：

流动

在流动的状态里，旅行者是那样自由地来去，做最真实的自己，随心所欲，无处不在；在流动的状态里，旅行者是那样全然地拥有，拥有方向、拥有道路、拥有伙伴、拥有支持和爱——那来自阳光、大地、山川……来自他所接纳的一切；在流动的状态里，旅行者是那样喜悦地融入，没有主观的评判，不带固执，随遇而安，和谐地与自然相处，回归到那个万物之间原本就是"你中有我，我中有你"的境界。

自然界的法则是丰富。阳光、大地、雨水、动物、植物、人的呼吸……都是密切关联的，自然界的能量都在流动中。春夏秋冬是流动的，生老病死是流动的，喜怒哀乐是流动的。

——格桑泽仁

四月，旅行者常常会梦见自己变成了水——高原海子清澈的水，山涧溪流纯净的水，灌溉庄稼滋润的水，山洪暴发冲开泥土石块的桀骜不驯的水，凝结成冰熠熠发光如钻石般晶莹的水，圣山之上积雪融化汩汩而下的圣洁的水，天空中降下的雨水，地底涌出的泉水，草叶花瓣上的露水，奔流不息的江河水，百川汇聚的海水……

当旅行者在梦境中变成水的时候，他非常清楚地知道自己要到哪里去，他能随着际遇不断调整每个当下，哪怕是一丁点的小方向，而且立即配合行动。成为水，旅行者喜悦极了，他是不停地流动着的自己，没有任何内在的困扰和阻碍，因为当遇到外界强大的障碍，他便想都不想自然而然地绕过去，不多久就发现自己已回到了大方向上来了；当遇到其他的水，他便毫不犹豫地融汇进去，把自己和其他水流汇聚成一股更加强大的力量，继续向前流动；不能向前、向后流动的时候，他也会选择向上或向下，他有时可以渗入地下，有时则跟随炙热的空气来到空中，变成云朵，当时机到来的时候再化成雨滴，变回水的状态。

在流动的状态里，旅行者是那样自由地来去，做最真实的自己，随心所欲，无处不在；在流动的状态里，旅行者是那样全然地拥有，拥有方向、拥有道路、拥有伙伴、拥有支持和爱——那来自阳光、大地、山川……来自他所接纳的一切；在流动的状态里，旅行者是那样喜悦地融入，没有主观的评判，不带固执，随遇而安，和谐地与自然相处，回归到那个万物之间原本就是"你中有我，我中有你"的境界。

旅行者被水的品质所深深吸引。水的流动，令他着迷，带给了他无限的遐思和深刻的人生感悟。

旅行者心想，宇宙间万事万物的关系都是由不同的能量、能量的不同强弱联结而成的吧，这些宇宙间的一切能量都该是像水一样流动的，当这些能量流动起来，共振起来，就是古人所说的与天地精神相往来吧！是啊，万事万物都在与天地精神相往来，都在相互传达着信息、相互往来啊！

旅行者心想，生命就是像水一样流动的啊！人本来就不该是一些悲观主义者所说的"一个个的孤岛""他人就是地狱"，虽然人的形体不能像水般流动，可是人体有百分之七十由水构成，人也拥有水的品质，人的精、气、神该是流动的吧！人的爱与慈悲是可以在宇宙中到处流动的啊！人，那么渴望与他人联结，渴望自己的爱、力量流淌到最广阔的范围！然而很多人，他们那些厚厚的面具，那些曾经受过的伤，那些不必要的害怕和担心，却把自己内心这流动的渴望给彻底阻挡住了。于是，人就变得凝固，变得封闭，变得卑微，变得不自由，变得不快乐……

人与人之间，情感是流动的；人与人之间，依托着流动的爱、理解与支持来相互支撑。

旅行者越想越兴奋。他还想，要打破人与人之间的盔甲、壁垒、面具，能有哪些解决之道呢？他相信，幽默化解是非常好的方式之一。因为人往往是在感受到尴尬、不安全、有威胁的时候，才在心里竖起了自己的墙壁，而这堵墙让友善、快乐、支持也被屏蔽了。在生活里每个人都会遇见很多尴尬的事情，这是不可避免的。然而，尴尬完全可以被化解掉。尤其是用幽默化解，尴尬的事甚至会变成有趣的事，建立一种快乐的联结，温暖人与人之间的关系。

旅行者微笑着深思：幽默这种优秀、健康的个性品质，可以在瞬间化解尴尬。在事件或团队中，都存在着无意识的能量场，约束着每个人的角色，让置身其中的每个人的能量都有固定的指向。当摩擦不可避免地发生时，能量就会凝固，影响每个人的情绪，而幽默可以视为一种打破凝固状态的能量，迅速完成"打破状态—唤起快乐"的过程，使整个场的能量再次流动起来。这不仅仅需要智慧的灵感，更重要的是，需要有足够的勇气在瞬间转换角色甚至彻底地否定掉自己固有的角色。

旅行者感悟到，每个人在自己的"得觉"途中，虽然并无定法，但都需要幽默贯穿始终。而其中一条重要的原则就是"快乐往往是从简单而来"。因为幽默会直接进入人的潜意识，运用幽默有时会起到事半功倍的效果。

他突然想起某人的一个小故事。经由这样一番理解，这个故事的意义方才真正呈现。

这个人个子很高，有一米八二。一天，他去拜望一位朋友。就在朋友的家门口，他一不小心踩上一个圆圆的石头。朋友在家中听见"砰"的一声，赶紧开门来看，却见他一跤摔倒在地上。当时，朋友的第一直觉是——以前觉得他很高，现在倒在地上，哇，他还那么长。朋友一下就愣住了。

通常，一个人摔倒了，往往会有一个本能的反应，那就是立刻跳起来或爬起来，然后逃窜几步出去，躲在旁边拍拍摔在地上的部位，抖掉自己身上的尘土。如果周围没有人，就懊恼一下，看看是什么东西把自己给绊住了；如果周围有人看见，就觉得有些尴尬，赶紧拍拍屁股走人。或者旁边刚好有朋友在，并跑过来关心地问："没事吧？不要紧吧？"摔倒的人则喜欢快速地反应："没事没事，不要紧不要紧。"以掩饰这一幕的尴尬。如果是这样，个子越高的人摔在地上越重，越会觉得难堪。

可是这位一米八二的高个子根本没有像人们通常那样表现。他反应过来之后，就在原地保持着摔倒的姿势哈哈大笑。朋友也不发愣了，马上走过去摸摸他的额头，想他是不是被石头给绊晕了或者摔晕了。就在那时，他说了一句话："哎，看来是我欠这个石头的账，现在终于还清啦。"

所有在他周围目睹了他摔跤，刚开始替他紧张的人，都被他的话逗笑了，并对他的朋友说："你这个朋友太幽默了。"

想一想，这个高个子给了自己什么样的角色呢？他不像人们平时那样，一摔倒立刻逃跑，害怕面对尴尬。他勇敢地面对了自己摔倒的事实。他自嘲，因为接纳自己，接纳自己摔倒了这个插曲。之后，尴尬的空气就被化解，人们不再是紧张地凝固在那里，不知道做些什么才合适，而是让关系变得轻松，同情、理解、支持、接纳，在一刹那间流动起来。这个时候，他就可以慢慢地爬起来，拍打自己身上的尘土，从容地跟朋友走进家门喝茶聊天了。

想到这里，旅行者愉快地笑了。他想，不仅仅是尴尬，人生中很多被凝固的东西都是可以化解的，在当时或者在以后；不仅仅是幽默，还可以用很多很多积极有效的方式来疏通和化解，这都是需要学习的功课。关键是，人类别再积聚内伤，而是让生命流动起来，让人与人之间的爱流动起来。

自然的法则是丰富。阳光、大地、雨水、动物、植物、人的呼吸……都是密切关联的，自然界的能量都在流动中。春夏秋冬是流动的，生老病死是流动的，喜怒哀乐是流动的。

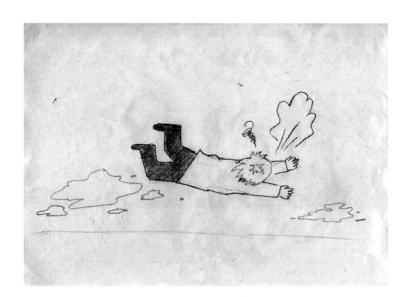

五月：

迷与明

我们每个人每天都在走过、路过、看过。世界上每时每刻都会发生生离死别，人们留下依恋、留下诀别。我们究竟在忙什么？我们究竟走向哪里？如果还看不清楚，不能明了，就处在"迷"的境况。

迷，则行醒事；明，则择事而行！

——格桑泽仁

五月，阳光灿烂，鲜花盛开。旅行者来到一处明媚的水乡，这里河流纵横交错，人们以打鱼为主业。

在一艘船上，旅行者看到一个中年渔夫在捕鱼。他的本领很高，每一网撒下去，都能捞到大大小小很多鱼。但是，旅行者发现一个奇怪的现象——一网鱼捞上来的时候，渔夫就挑挑拣拣，把大鱼丢回河中，留下小鱼，放进桶里。开始旅行者还以为是渔夫偶尔糊涂了，后来发现每一网都是如此，旅行者百思不得其解，禁不住好奇地问："打鱼的大哥，你为什么不把大鱼留下、把小鱼放生啊？"渔夫的回答令旅行者啼笑皆非："因为家里只有小锅。"旅行者说："那为什么不换个大锅呢？"渔夫挠了挠头，尴尬地笑了笑，说："这样挺好啊，换不换锅，我可没想过。"

旅行者也笑了，想到了现实生活中的人们，很多时候都和这位渔夫一样，所做的，往往会是放弃大的梦想而选择小的追求，扔掉西瓜，去捡芝麻。

这时，水上起了大雾，旅行者望向雾霭蒙蒙的河面，由于雾，他根本分不清远处哪里是河，哪里是岸，哪里是水，哪里是天。

旅行者眼前浮现出重叠的两个字，前面是"迷"，后面是"明"。

他想，面对未来，每个人都会遇到很大的挑战，就是迷和明的挑战，就是看不清楚自己该做什么的挑战。

是啊，我们每个人每天都在走过、路过、看过。世界上每时每刻都会发生生离死别，人们留下依恋、留下诀别。我们究竟在忙什么？我们究竟走向哪里？如果还看不清楚，不能明了，就处在"迷"的境况。

旅行者明白，只有拥有大爱的人才会真正懂得自己来到这个世界上的真正价值，只有把自己的格局彻底打开、把自己的梦想彻底拉长的人，才能够体会到在自然界里拥有一分爱和释放一分爱的愉悦与快乐，才算进入了"明"的境界。

旅行者想起，在出发的站台上他曾经看到过一句话，正可以引导他此刻的心灵探索——"迷，则行醒事；明，则择事而行！"

旅行者觉得这话耐人寻味，带给他启示。

"迷，则行醒事"的含义，是看不清楚未来没有关系，眼前清楚什么就做什么。

"明，则择事而行"的含义，是看得清楚未来的时候，一定要学会"放弃"，"放弃"之后所带来的结果就是"选择"。

关于"迷"和"明"的启示，旅行者微笑着想到这样一个故事：

从前有座庙，庙里有两个和尚，一个是方丈，每天都在读书念经，一个是小和尚，每天都在砍柴挑水。一天，小和尚忍不住跑去找方丈："方丈，方丈，我想读书！"

方丈看了看小和尚，什么也没有说，回到房间里搬了一块石头出来，对小和尚说："等你明白了这块石头的价值，我就让你读书。这样吧，今天你把这块石头拿到山下的集市上去卖。但是记住一点：无论别人出多少钱都不要卖！"

小和尚想不通：一块石头让我去卖，而且有人买还不卖？可是，没有什么别的办法，小和尚只好带着石头下山了。

在集市上，从清晨到下午，没有一个人来瞧这块石头。快日落的时候，有个女子走了过来，看了看石头，问："小和尚，我出五文钱买你这块石头。因为它的样子很别致，我想买回去给我丈夫写字的时候压纸用。"

小和尚心想，一块石头能卖五文钱啊！但是，方丈不准他卖啊！所以，小和尚只好说："不卖，不卖！"

女子急了："我出六文钱！"

小和尚说："不卖，不卖！"

女子没有办法，只好摇摇头，走了。

傍晚，小和尚带着石头回到山上。

方丈问："怎么样？"

小和尚遗憾地说："今天竟然有个女子愿意出六文钱买这块石头……但，你说不让我卖，我只好没卖！"

方丈问："你明白了吗？"

小和尚奇怪地回答："不明白啊！"

方丈笑了笑，什么也没说，搬起石头就走了。

小和尚没有办法，只好继续砍柴。

过了一个月，小和尚忍不住了，又来找方丈："方丈，方丈，我不想砍柴，我想读书！"方丈看了看小和尚，还是没有说话，回到房间搬出那块石头，对小和尚说："这样吧，这次你把这块石头拿到山下的米铺老板那去卖，但还是要记住：无论他出多少钱都不要卖！"

小和尚想不通：还让我去卖石头啊，上次人家出六文钱都没卖！但是，没有办法，小和尚带着石头又下山了。

来到米铺店，米铺老板听说小和尚是来卖石头的，拿着那块石头端详了半天，说："这样吧，我没有多少钱，我出五百两银子买你这块石头！"

小和尚吓了一大跳，一块石头值五百两银子啊！

米铺老板解释道："你不要看它只是一块石头，其实，它是一块化石，我愿意出五百两银子来买这块化石！"

小和尚连忙说："不卖，不卖！"抱着石头赶忙回去找方丈。

见了方丈，小和尚说："方丈，方丈，米铺老板说愿意出五百两银子来买这块石头，说是一块化石……"

方丈问："你明白了？"

小和尚回答："不明白。"

方丈又笑笑，什么也没说，又把石头搬走了。

小和尚又没办法了，只好还是去砍柴。

又过了一个月，小和尚实在受不了了，再去找方丈："方丈，方丈，我想读书，我不想砍柴，也不想卖石头了！"方丈笑着看着小和尚，还是没有马上答应，回到房间里又搬出那块石头："这次，你还是要去卖石头。不过，这次是卖给山下珠宝店的老板，还是记住：无论他出多少钱都不要卖！"小和尚受不了了：这么贵重的一块化石，让我拿着去卖，还说人家出多少钱也不卖！

可是，看着方丈严肃的样子，小和尚只好小心翼翼地带着石头下山了。来到珠宝店门口，他告诉伙计，说有块石头带给他们老板看看。珠宝店的老板连忙跑出来看石头，他把石头拿过来端详了半天，问小和尚："这块石头是你的吗？"

小和尚说："是啊！"

"你是这座山上的小和尚吗？"

"是啊！"

"是方丈让你来卖的吗？"

"是啊！"

珠宝店老板叹了口气，说："这样吧，我也没有多少钱，我只有三家珠宝店、两家当铺和一些田产，我愿意拿我所有的财产来换这块石头！"

听珠宝店老板这么说，小和尚吓得"扑通"一声跌倒在地："这块石头这么值钱啊！"

珠宝店老板解释道："你不要看它是一块普普通通的石头，其实，它只是外面包裹了一层石头的样子，里面却是一块无价的宝玉！我愿意用我所有的财产来换这块石头！"

小和尚吓得连忙说："不卖，不卖！"紧紧抱着石头连滚带爬地上山去找方丈，把石头还给他。

"方丈，方丈，你怎么能把一块价值连城的宝玉随随便便让我带下山呢？珠宝店老板说他要用他所有的财产来换这块石头……"

方丈问："你明白了？"

小和尚回答："是的，方丈，我明白了。同样一块石头，在一个逛集市的女子眼中，只是一块压纸的石头，值六文钱；到了米铺老板那里，它是一块化石，愿意出五百两银子来买；而真正懂得它价值的是珠宝店老板，它成了一块无价的宝玉！"

小和尚最终明白了这块石头的价值，方丈赞许地点点头，准许了他读书的请求。

旅行者想，小和尚手捧宝玉，正是经历了迷与明的过程，才认清了宝玉的价值。他在看不清楚手中宝物只清楚方丈的嘱托的时候，虽然不解，心里很想卖掉石头，但还是遵守了方丈的嘱托，"行了醒事"；当他看清楚这宝玉价值连城的时候，就从心里完全放弃了变卖它的念头，而选择赶快把它抱还给方丈，"择了事而行"。

五月，旅行者记住了"迷，则行醒事；明，则择事而行"的信条。

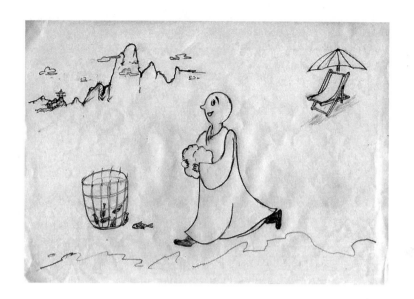

第二站

得觉·路上

我们常常会有负面情绪，它和正面情绪一起，形成钟摆，带给我们激情、改变的力量，让我们内心丰富。接纳负面情绪，把它当作我们的一部分，它所发挥出来的就不再是破坏性的力量，而是一种适时的善意的提醒。

在得觉的路途中，必须要经历的是知道、悟到、做到、得到、用到、脱掉。

你途中遇见的每一个人、每一种动物、每一朵花、每一棵树、每一缕阳光、每一条河流……学习他们的美好和自在，用心与他们相处。越是全力以赴，你的感觉就越好。

——格桑泽仁

已经是夏天，几乎每天都是艳阳高照。

带着对理想、对前方的一分憧憬，旅行者就那么一直走着，有时汗流浃背，有时清风送爽，他的旅程行进得很快、很顺利。旅行者正在学着在每一个当下做最好的选择，而当下可以做的最好的选择就是快乐。即便探索过迷与明，旅行者已经有所预感——日后还会经历很多彷徨、很多困难，他也知道自己是在不断进步着、不断进取着。在悠长的路途中，旅行者觉得既充实又愉悦。

那本来是一个很平常的下午，可突然之间变得非同寻常。没有什么征兆，也没有什么原因，休息的时候，旅行者忽然间莫名地焦躁起来，对自己大发脾气，对自己感到不满意。一瞬间他觉得沮丧极了、懊恼极了，心情糟糕到极点，进入了一种完全的失落状态。整个下午，旅行者没有出门，把自己关在旅馆里，生自己的气。后来，旅行者打电话给站台，怒气冲冲地说要订一张回程的票。电话正是我接的。

我说："我感受到你非常难受。走了这么远，真的是很辛苦，非常不容易。如果你想回到起点，我也不会阻止你，我会帮你订票。"

旅行者的情绪渐渐平息。他说："其实，我也不是真的想要放弃，我只是突然觉得很失落。"

我继续对他说："是啊，你很失落。为什么呢？失落的是什么呢？请你深呼吸，感受一下自己的内心。你会发现，失落的正是身上那些负面的情绪、负向的东西。因为几个月以来，你走在得觉的路上，已经把自己变得越来越快乐、越来越成功了，而且你有非常大的进步，甚至可以做到得觉方法中很重要的'重复当下可控制的快乐'，'把快乐的感觉延长'。可是，要知道，不快乐的事也是会发生的，这是平衡。在你努力关照快乐、关照积极正向的东西的时候，在你延长了自己的快乐的时候，在你高兴地走得很快的时候，你忘记了照顾消极的情绪、负向的部分。只有正向没有负向是不真实的。这些负面的情绪，它们一直想要追赶上你，让你看到。所以，今天下午，它们就来了，爆发了。这是它们向你打招呼的方式，它们在说：'我们来了'。你只需看到、关注到它们，对它们说：'哦，才到。你们怎么这么慢呢?'或者'哦，谁生此念?'再或者'哦，你们才到啊，我知道了。'……于是，它们就不再追了。"

旅行者听了这番话，马上开始照顾自己的负面情绪，和它们进行对话。

这之后，他恢复了平静。

我对旅行者说："我们常常会有负面情绪，它和正面情绪一起，形成钟摆，带给我们激情、改变的力量，让我们内心丰富。接纳负面情绪，把它当作我们的一部分，它所发挥出来的就不再是破坏性的力量，而是一种适时的善意的提醒。讲个故事，你就更加明了了。我有一位朋友，收藏了一块翡翠，翡翠很美，但是它的表面有白色的星星点点的瑕疵，所以在市场上、在翡翠鉴定者那里算不得珍贵。可是，我这位朋友并没有因为这块翡翠不值多少钱而把它弃之不顾。他把翡翠捧在手里，细细地端详、欣赏，越看越觉得那些小白点像雪花，这竟然激发了他的一个非凡创意——请雕刻师把这块翡翠雕琢成一位老翁戴着斗笠的造型。这件作品因为那些特别的像雪花一样的小白点，被命名为'风雪夜归人'，从而拥有了自己独特的审美情趣和艺术品位。这块翡翠的价值也骤然飙升到千万。因为朋友接纳、欣赏了这块翡翠的全部，甚至是所谓的'瑕疵'，这块翡翠得以全然地呈现自己，还创造了非比寻常的价值。"

听了这些话，旅行者笑了，说："我会接纳我的负面情绪，把它当作自己对自己的提醒、关心，当作我的一部分。我会在这条路上继续走下去。"

旅行者开始继续旅程，他觉得自己的内心越来越丰富了。

一天，旅行者在笔记本上写下了一句非常经典的话：在得觉的路途中，必须要经历的是知道、悟到、做到、得到、用到、脱掉。

有了这层洞见，旅行者对于旅途过程中的一切，都很专注，很用心地去学习、感悟、行动。

旅行者全力以赴地去经历，从路途中的一切、从大自然那儿学习。他途中遇见的每一个人、每一种动物、每一朵花、每一棵树、每一缕阳光、每一条河流……学习他们的美好和自在，用心与他们相处。越是全力以赴，他的感觉就越好。

一天，走得口渴了，旅行者来到路边的一个茶社。他刚坐定，要了一杯茶，就看见一个年轻人也走了进来，在隔壁桌坐下。年轻人满脸的失意、玩世不恭和无所谓。点茶前的一会儿时间，年轻人和茶博士攀谈起来。他郁郁寡欢地向茶博士慨叹，语气显得老气横秋："人生不如意者十之八九，活着也是苟且偷生，有什么意思呢？喝喝茶，随便打发打发时光罢了。"

旅行者观察到，茶博士静静地听着年轻人诉苦，没有立刻回应，而是对他说："你口渴了，我给你烧壶水来泡茶。"

不一会儿工夫，茶博士就提来了水壶。他抓了一把上好的茶叶，放进小伙子的杯子，然后用温水冲泡，茶叶静静地浮在水面上，显得死气沉沉、毫无生机。年轻人看到整个过程，不解地询问："亏你还是茶博士，怎么不用沸水泡茶，反而用温水？"茶博士笑了笑，也不说话，示意年轻人尝一尝刚泡的温水茶。年轻人满脸狐疑地端起杯子喝了一口，细细品味了几下，不由得皱起了眉头，摇摇头说："一点儿茶香都没有！"茶博士说："这可是上好的茶叶啊，你没喝出来吗？"年轻人一时之间被问得愣住了，没有说话。茶博士于是说："你等会儿啊，我再去烧壶沸水，重新给你沏一杯。"

一小会儿，茶博士就提着一壶沸水走过来了。他另外拿来一个杯子，抓了一把和刚才一样的茶叶放进去，往里注入一线沸水，沏茶，茶叶在杯子里上浮下沉。茶博士又提起水壶注入一线沸水，茶叶翻腾得更起劲了，一缕更醇厚、更醉人的茶香袅袅升腾而起，丝丝清香不绝如缕。茶博士如此这般注了五次沸水，杯子终于满了。年轻人看着那绿绿的茶水，闻一闻，清香扑鼻，尝一口，沁人心脾。

茶博士笑着问年轻人："小伙子，你可知道，同是一个罐儿里的茶叶，为什么茶味迥异呢？"年轻人思忖着说："因为冲沏的水不同，一杯用的是温水，一杯用的是沸水。"

茶博士点点头："你说得很对。用水不同，则茶叶的沉浮就不一样。温水沏茶，茶叶轻飘飘地浮在水上，怎么会散发清香呢？而沸水沏茶，反复几次，茶叶历经了数次沉沉浮浮，终于释放出四季的韵味：既有春的幽静、夏的炎热，又有秋的丰盈、冬的清冽。你看，世间芸芸众生，每个人的生命，又何尝不似这沉浮的茶叶呢？那些害怕尝试，不愿经风历雨的人，就像温水沏的茶叶，只在生活表面漂浮，抱怨人生没有滋味、没有意义，其实却是由于用错了水而浸泡不出生命的芳香；而那些做好准备、愿意经历风雨的人，就如同被沸水冲切的酽茶，在沧桑岁月里、大千世界中几度沉浮，才会拥有那沁人心脾的清香啊！茶叶都是一样的，只看你愿不愿意热烈地投入沸腾滚烫、热情豪放的环境中去了。"

听了茶博士的一番话，年轻人有些惭愧，更多的是感悟。他再三地捧起那杯热茶，细细品味。

旅行者喝了茶解了渴，走出茶社，他心里默默地祝福那个年轻人，祝福他能够早一些从"知道、悟到"到达"做到、得到、用到、脱掉"。

六月：

你在你过去的决定里

你，在你过去的决定里；你的未来，在你现在的决定里。

贫瘠也罢、丰盛也罢，痛苦也罢、快乐也罢，未来正是存在于现在的决定里。

痛苦在自己手中，快乐在自己手中，恨在自己手中，爱在自己手中，生命在自己手中，关键是自己如何来面对，如何做决定。

——格桑泽仁

六月，旅行者沿着地图来到一个叫作彷徨古镇的地方。

即便是六月这样的盛夏季节，置身这里，旅行者依然觉得如沐春风。当地的人们告诉他，彷徨古镇一直都是这样的，这里的天气既不会太炎热也不会太寒冷，既不会下太大的雨也不会刮太大的风。这儿总是四季温和如春，树木常绿，花开不败。

起初，这里的饮食起居、风土人情、自然环境，一切的一切都让旅行者觉得舒适安逸，他不由自主地停下了前行的脚步。

渐渐地，旅行者沉醉在舒适安逸的环境里。他觉得这里的景物似曾相识，这个地方仿佛曾经来过。这熟悉的气候和景物让旅行者对刚刚过去的春天升起了无限的回味。在这里小住，就像是回到过去的某时某地。

再后来，旅行者有点儿舍不得离开了，就在这个镇子上住了下来。三天过去，七天过去，十天过去，旅行者每天在镇上散步，一边徘徊一边想着过去。他遇见了很多和他一样的旅人，从全世界很多不同的地方出发来到这里后，就停下了脚步，忘记了自己的初衷和目的地，他们也都若有所思地在布满对春天的回忆的石板路上走来走去。

又住了些日子，旅行者有了些许的醒觉，他焦虑、疑惑了——这究竟是哪里？这一景一物是过去的投射，还是真实的此刻？这里的春天是过去的记忆，还是真实的现在？为什么有好长的一段时间，自己懒得翻开地图，不愿意为自己计划下一站的旅程？为什么从出发以后，自己第一次完完全全地没了方向，不知道自己身在何处，该去哪里了？

旅行者忽然明白，自己已经陷在了彷徨古镇里，如同有时噩梦里发生的那种情境——自己很害怕，挣扎着想要跑出去，却动弹不得。一天拖一天，他更没有了一点儿能让自己行动起来、走出去的力气。

旅行者有气无力地打电话给我，盼望着能够在彷徨古镇见到我。于是，我赶来了，我们见面了。

直视着旅行者的眼睛，我问了他一个问题："你现在在哪里？"

他回答说："我在彷徨古镇。"

我还问："你现在在哪里？"

他换了一种回答："我在过去里。"

我穷追不舍地继续问："你现在在哪里？"

他想了想，又回答说："我在旅途中。"

我仍然不依不饶："你现在在哪里？"

他只好回答："我在地球上，我在宇宙里。"

我还是不满意，仍然执着地不断地重复地问、反复地问他："你现在在哪里？我们每个人现在都是在哪里？"

旅行者被问急了，他对我无休止的追问感到非常愤怒。他握着拳，瞪着我，眼中险些气得喷出火来。然而也就在此时，他给出了一个令他自己都震撼的答案：

"我，在我过去的决定里。我们每个人，现在都在我们自己过去的决定里。"

我笑了——关于这个问题，还有比这更美妙、更动人心魄的回答吗？面对彷徨古镇的陷阱，还有比这更能走出它的蛊惑的洞见吗？

我说："是的，旅行者兄弟，你，在你过去的决定里；你的未来，在你现在的决定里。在这座彷徨古镇，你看到了春天的幻象，于是你决定留下来，活在已经过去了的季节里。但待在这里是不会有收获的。现在，当你决定走出来，去寻找你在春天时种下的那些种子——它们会在适当的时候结出果实，你就已经有力量面对未来了。"

接下来，我给旅行者讲了两个故事。

第一个是智者预测未来的故事。

传说有位智者能够预测未来，很多人都觉得非常神奇。

有个小伙子不服气，想要出一道难题，挑战挑战这位智者。一天，小伙子灵机一动——有了，有题目来挑战智者了！于是，小伙子抓来了一只小鸟，他把小鸟放在手里，准备去找这位智者。小伙子心想：我让这所谓的"智者"预测未来。如果他说未来这只小鸟是活的，我就把小鸟给捏死；如果他说未来这只小鸟是死的，我就把小鸟给放掉。反正怎么样他都预测得不对。打定主意，小伙子就得意扬扬地出发了。当小伙子握着小鸟找到了这位智者，开口问小鸟的未来是死是活的时候，智者仅仅是慈悲地微笑着，看着小伙子的手，对他温和地说了一句话，就让小伙子挑战而来、觉悟而归了。智者说的这句话是："生命在你手中。"

听到这句话，小伙子很震撼，他一下愣住了，一下子觉悟到——原来这才是未来，这就是传说中的预测未来！

第二个是国王的三个儿子与种子的故事。

这是一个古老的故事。从前，有一个国王，他有三个儿子，他想要从其中选择一个儿子来做他的王位继承人。但是，这个选择非常困难，因为三个儿子都非常聪明、非常勇敢。那么，国王该如何选择？选择谁来继承王位才是最合适的呢？国王就去问一位伟大的圣贤，那位圣贤给了国王一个建议……

于是，国王回到家之后就把三个儿子叫到他的面前，给他们每人一袋花的种子，告诉儿子们他要踏上朝圣的旅程，要花几年的时间，也许一年、两年、三年，也许更久。他说："孩子们，这件事对你们来说是一个考验。那就是，当我回来的时候，你们要将我送给你们的这些种子还给我。谁能将它们保护得最好，谁就是我的王位继承人。"

然后，国王就朝圣去了。

国王走后，大儿子决定将那袋种子锁在一个很保险的铁柜里。他认为，必须这样，当父亲回来时，那些种子才能被原封不动地还回去。

二儿子想："如果我跟我哥哥一样，将那些种子锁起来，恐怕它们会坏掉。坏掉的种子根本就不是种子，父亲可能会说：'我给你们的是活的种子，它们会发芽、成长，但这些种子是死的，它们无法成长。'"所以，二儿子决定到市场将那袋种子卖掉，然后把钱存起来。他想好了："当父亲回来的时候，我再用这些钱去市场买回新的种子，还给他比以前更好的种子。"

小儿子捧着那袋种子回了家，他想："我可以让种子开花，同时再结出新的种子。这样，当父亲回来的时候，就不仅仅能够拿回种子还能看见美丽的鲜花了。"于是，小儿子决定把那些种子都播撒在花园里。

三年后，国王回来了，该是看到三个儿子和那些种子的时候了。他带着很大的期望，同时也有一点害怕："他们到底会怎样做？"

国王来到大儿子那里，大儿子打开他的铁柜，发现那些种子都已经坏掉了，还发出了臭味。父亲失望地说："什么？这些是我给你的种子吗？我给你的那些种子会开花，散发出芬芳，而这些种子却在发臭，这些不是我的种子！"

　　国王来到二儿子那里，二儿子立刻冲到市场去买了种子回来，然后说："就是这些种子。"父亲说："这还不是我想要的。"

　　最后，国王来到小儿子那里，小儿子带着父亲来到花园里，国王看到有无数的植物在开花，到处都是花朵。小儿子说："这些就是您给我的种子，不久之后我就可以采收种子还给您。现在，它们已经做好被采收的准备了。"

　　国王高兴极了，对小儿子说："你就是我的继承人，一个人就是要这样去利用种子。"

　　国王的三个儿子拿到种子之后，做了三个不同的决定，于是三年后，收获了三个不同的结果。贫瘠也罢、丰盛也罢，痛苦也罢、快乐也罢，未来正是存在于现在的决定里。

　　听了这两个故事，旅行者心中豁然开朗。他明白，神奇的不是智者，而是每个人对未来的把握和创造！神奇的不是心灵花园里姹紫嫣红的花朵，而是你是否决定了种下种子。痛苦在自己手中，快乐在自己手中，恨在自己手中，爱在自己手中，生命在自己手中，关键是自己如何来面对，如何做决定。

　　我告诉旅行者："此前并不是真的因为你没有力气才走不出彷徨古镇，而是你并没有真正坚定地决定要走出去。"旅行者决定走出彷徨古镇，不再理会这里的风景多么温柔迷人。他已经决定了，就轻而易举地走了出来。旅行者离开了彷徨古镇，从此，他不再把自己在哪里看得那样重，因为他知道，现在无论在哪里，都只是在自己过去的决定里。

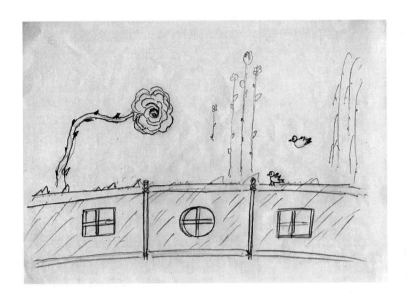

七月：

木桶森林

夕阳西下，旅行者挨着木桶坐着，想得很明白。他听着森林里各种各样的鸟类以及小虫子的鸣叫，静静地体味着森林里每一种植物。在自然界中，一朵妩媚的花儿并没有去羡慕一棵树的高大；一棵伟岸的树也没有去羡慕一叶小草的柔美；一叶嫩绿的小草同样没有去羡慕一朵花儿的鲜艳。花朵就是花朵，大树就是大树，小草就是小草，它们谁也不妄想成为别的东西，而是各有各的特点，坚持自己的特质，成为宇宙中那个独一无二的自己。

接纳自己的存在，旅行者坐在自身的"缺陷"里看到了自己的灿烂。原来，所有的自己原本就是这样的，接纳的时候，一个人就能成长得更快。

——格桑泽仁

走出彷徨古镇之后，已是七月盛夏，旅行者顶着烈日继续前行。

这一天，旅行者走进了一大片茂密的森林。参天大树、灌木和花草和谐地生长在森林里，置身其中，在透过树叶斑驳的日影里和阴凉的树荫下，旅行者走得惬意自在。

正觉得口渴，要去找水喝的时候，旅行者捡到了一只木桶。

远远看过去，这只木桶静静地躺在一棵大树下的草丛里，并不显得旧，但上面落了些树叶和灰尘，好像已经挺久没有用过了。旅行者觉得奇怪：为什么它会被遗弃在这儿，斜斜地扔在那里，仿佛已经破旧，失去了用处似的？

旅行者好奇地走进草丛，把木桶拿起来，提在手里，左看右看，还闻了闻。木桶表面看不出有什么破损，光鲜亮丽的，闻起来甚至还散发着新木头的香味儿。旅行者很喜欢这只木桶，它的样式挺好看，小巧玲珑，拎在手里不重也不轻，天然的木头色既温馨又自然。

于是旅行者带上了这只木桶，继续去找水。走了不久，旅行者就发现了一条小溪。溪水清澈透明，旅行者把木桶放下，用双手捧起水来喝了个够。解了渴，他这才在酷暑中静下心来，好好研究起身边的这只木桶。

"这只木桶或许是只水桶，用来打水的。"这么想着，旅行者自然而然地把木桶浸在小溪里汲满了水，放在旁边。很快，旅行者就发现，木桶是漏的，发出"汩汩"的声响，不一会儿水就漏得只有半桶了，却也不再继续往外流。原来，桶上半部的两块木板之间的接合处有很大的缝隙，箍木头的铁箍也没能把它们接合紧。旅行者就猜测：哦，原来是这样。大概，木桶的主人是拿它来汲水用的，盛水时却发现木桶漏水，又看到那两块木板之间的缝隙太大，铁箍再紧也箍不上了，就觉得这木桶没用了，把它丢在了草丛里。

想到这一层，先开始，旅行者也觉得遗憾，他轻轻地摸了摸那个裂缝，对着木桶自言自语道："你这么好看的新木桶，怎么会是漏的呢？太可惜了呀！"

突然，旅行者听到一个很轻、很柔和、很美妙的声音，像在唱歌似的说：

"你觉得遗憾吗？"

旅行者吓了一大跳，环顾四周，四处无人，才相信是那只木桶在对他说话，唱歌似的声音正是从那个他刚才抚摸的裂缝里发出来的。

木桶的声音很好听，它继续对旅行者说：

"为什么你会觉得遗憾呢？你难道不认为我很独特，我和其他的木桶都不一样吗？告诉你吧，我的身体不是用普通的木材，而是用森林里会唱歌的树做成的。这是先天的基因，所以从我出生成为木桶的那一刻起就是现在这样，有一个缝隙——因为和其他木桶严丝合缝地把身体箍在一起不同，我必须留一个空隙来唱歌，就像你们人类会长一张嘴，用来吃饭和说话是一样的道理。

"这样的话，当溪水和我在一起的时候，我的空隙就会发出'汩汩'的好听的声音，让水流淌；当风儿和我在一起的时候，我的空隙就会发出'呼呼'的美妙的声音，让风通过；当阳光和我在一起的时候，我的空隙就会发出邀请，让光线透过来，形成好看的亮点。当然了，当友善的人和我在一起，比如你和我在一起的时候，我的空隙还能让我发出声音，和你说话，让我们彼此了解。这空隙对我来说只是一个特点，是我和其他木桶不一样的独特的地方，我以它为骄傲。它并不是一个缺陷或者过失，只是人们想都不想就盲目自大地把这个特点当成了缺陷，认定这一定是个缺陷，于是人们就很失望，认为一定要把这个空隙补起来才算是圆满，认为一定要能装满水我这只木桶才算是有用。在人的眼里，我是一只残缺的水桶，再怎么补缺也逃离不了让我成为一只水桶的命运。可是这并不是我的缺陷，并不是我的过失，只是人类自以为'本该如此'的评判。人们不仅善于寻找环境的'缺陷'、寻找别人的'缺陷'，还有一个天性，就是自贬——到处找自己不好的地方，并且把它放大，再遮住自己的眼光，看不到自己的好。

"事实上，我接纳我身上这所谓的'缺陷'，我利用我的'缺陷'，我为什么一定要像其他的木桶那样装满水呢？我做不到也不用非得做到。我可以用来装石头、用来栽种鲜花、用来做装饰品……那才是我不同于其他木桶的价值和方向呢。"

旅行者一直在静静地听。木桶停止了说话，微风中，它的空隙果然发出轻柔的"呼呼"的声响。

听了木桶的讲述，旅行者早就放下了刚才对这只木桶的遗憾、失望和评判。旅行者感慨万千。

是啊，这只木桶的话多么智慧！反思人类自己，人从诞生的那一刻起，就注定了是有"缺陷"的——男人缺少女人的生理结构，而女人亦缺少男人的生理结构。大多数人都非常乐意接纳自己生理的"缺陷"，因此能够快乐地生活。

同样的，生活当中，每个人都会感受到人与人、人与环境、人与社会的落差所带来的负面情绪，唯有像对待自己的性别那样接纳这些落差，人们才能不被负面情绪纠缠。而一个人是否能够获得内在与外在的平衡，身心和谐地生活，其关键在于他的心灵对自己

"缺陷"的接纳。

　　旅行者觉得，自己何尝不是和眼前的这只木桶一样，有着自己的特点。这些特质在别人的评判里或许是缺点也或许是优点。然而，他曾经把自己身上那些自己以为的"缺点"看得那么重，以至于一度那么地不接纳自己的"不完美"，努力地想要弥补身上所有的"缺陷"，却完全忽略了其他的"优势"，最重要的是忽略了"缺陷"为自己带来的与众不同和种种好处。旅行者豁然明了：无须花十倍或百倍于发扬优势的精力来和"缺陷"较劲，在人生中，能够做到"扬优纳缺"，就已经很成功很快乐了。

　　旅行者懂得，每个人顺应自身的特点和自然规律，顺应"逃离痛苦、追求快乐"的本能，着眼于自己的"优势"，发展自身的"优势"，"缺陷"自然就会被接纳，快乐也随之而来。而被接纳了的"缺陷"，又会让人变得独一无二。同时，当一个人接纳了自己的"缺陷"，把关注点转移到自身"优势"的时候，"缺陷"反而会成为特点，成为人们的财富和资源，让每个人独一无二、与众不同。

　　夕阳西下，旅行者挨着木桶坐着，想得很明白。他听着森林里各种各样的鸟类以及小虫子的鸣叫，静静地体味着森林里每一种植物。在自然界中，一朵妩媚的花儿并没有去羡慕一棵树的高大；一棵伟岸的树也没有去羡慕一叶小草的柔美；一叶嫩绿的小草同样没有去羡慕一朵花儿的鲜艳。花朵就是花朵，大树就是大树，小草就是小草，它们谁也不妄想成为别的东西，而是各有各的特点，坚持自己的特质，成为宇宙中那个独一无二的自己。

　　接纳自己的存在，旅行者坐在自身的"缺陷"里看到了自己的灿烂。原来，所有的自己原本就是这样的，接纳的时候，一个人就

能成长得更快。

　　旅行者喜欢这只木桶，木桶对自己的尊重和爱，让旅行者联想到了森林里的一切，这尊重和爱也充满了整片森林。他默默地把经过的这片森林命名为：木桶森林。从这里开始，他扬长纳短，勇往直前。

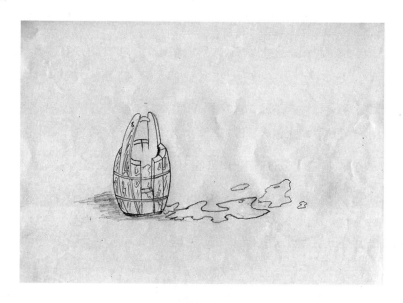

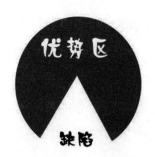

八月：

五指山

　　带着对手的重新认识、带着对眼前这座山的感悟，此刻，旅行者从草地上站了起来，望着面前的山峰，举起手，慢慢地将五根手指握成了一个拳头，感觉到力量在心里油然而生。那是面前的这座五指山给予的力量，更是自己手上、心中的这座"五指山"给予的力量。

　　旅行者欣欣然有所得。他深深地吸了一口气，记住此刻的感受，结束了山下的冥想，甩开大步向山里走去。他明白：

　　攀任何山，先攀自己的五指山；

　　过任何关，先过自己的无名关。

——格桑泽仁

整个八月，旅行者都没有打算去更远的地方，而是每天坐在一座山下冥想。

这是一座奇特的山。山高而险峻，从山脚往上望，有五座山峰，高矮不齐。白云在葱翠掩映的五座山峰间悠然往来。有一种神奇的力量将旅行者留在山下，而没有让他想要急于出发、向高处攀登。

坐在厚厚的草甸子上，与眼前的山面面相对，一时之间，旅行者仿佛有很多话想要说，心里对这座近在咫尺的山既感亲近又充满好奇。微风拂过，姹紫嫣红的小野花婆娑起舞，将旅行者的思路摇曳得忽近忽远。

下午的阳光斜斜地照过来，旅行者看见自己的影子，下意识地伸出左手来，让手影在阳光下活泼地动起来。偶然抬眼，他却猛然发现，眼前的山，它的轮廓竟和自己的左手一模一样，他自然而然地举高了手臂，用手和那五座山峰对应。五座山峰一座座按顺序看过去，正是从"大拇指"到"食指"，到"中指"，再到"无名指"，最后到"小指"，而半山到山脚下则似手掌。他想：这座山的名字一定叫"五指山"。

望望山，再看看自己的手，这发现让旅行者若有所悟，他把关注点从山转向到自己的双手。他有生以来第一次以一分好奇心认真地观察自己的手，这使他获得很多的觉悟：原来山像手，手像山，自己的手就是一座真正的五指山，它一直在向自己昭示着秘密和智慧，而今天他才开始注意到。

旅行者决定认真探索五指的秘密。于是，他调整了一下姿势，坐端正，然后把双手平放在大腿上，手心朝下。他准备每次跷起一根手指，手心和其他手指保持不动，仔细地感受每根手指的特别与精微之处。

　　旅行者跷起了大拇指。他发现，大拇指"名如其指"，的确是当之无愧的"带头大哥"。大部分事情都是由大拇指冲锋在前并且带领其他四根手指一起完成的。但相比而言，大拇指离其他四根手指的距离最远，它的位置在五根手指里最低。这正是一位老大，或者说是领导者应有的位置和姿态：它总能从远处观察手指团队整体的发展，着眼于大局，统领着团队前进；同时，它在团队成员面前能够谦虚地放低姿态，尊重和爱护每一个成员，帮助大家成长。也只有这样，另外四根手指才能在关键的时候团结紧握，聚在大拇指身后。五个手指头共同完成一个"好"的手势——这个团队自然也就成为"好"的团队！

　　放下大拇指，旅行者跷起食指。他发现，食指是五指中最灵活的一根，离大拇指最近，如果需要完成一些精细活儿，比如绣花、雕刻，那就非靠食指和拇指配合不可。食指的角色很像团队里的副手，最重要的职责就是协助大拇指这位领导者，承上启下，上下沟通，将老大的指示具体化、方案化，并促进其他成员相互配合，共同完成任务。

　　思索到这里，旅行者觉得很有趣，对五根手指越来越好奇，越来越有兴趣了。

　　放下食指，旅行者跷起了中指，把焦点挪到五指中最长的这根手指上。他发现，在很多工作中，中指是食指最肯出力的配合者，而且中指一动，食指、无名指和小指都会有被牵动的感觉。中指就像中层干部，是团队里出力最多，同时也是最要求被肯定、被满足的一个角色，是一位榜样和模范典型。想到这儿，旅行者笑了，的确，在自己以往的工作经验里，在很多团队管理经验中都显示出，只要有一个中层干部出问题，整个团队都会受到影响，所以，往往团队建设中的重点就落在了对中层干部的培养、培训。

放下中指，旅行者准备跷起无名指。却发现，无名指是五根手指里最难跷起的。于是，旅行者决定先研究小拇指。他跷起小拇指，又来回动了动。他发现，小拇指柔弱、灵活、可爱，是五指中最细、最短的，也没有很大的力气，却总能够在手里拿满东西时跷出来再多拿一件，给团队带来小小的欣喜。它的柔弱也增加了手的美感，就像兰花指，如果没有小拇指跷起来就大大失色了。小拇指也像团队里的新人，看起来虽然不够成熟、不够强大，却总会给团队带来新鲜的东西，让团队拥有意外的活力。

放下小拇指，旅行者开始重点研究无名指。为什么其他手指跷起来都很轻松，只有无名指最难跷？这个现象又能带来什么启示？费了挺大的劲，他才能够让无名指微微跷起。旅行者忽然看见戴在自己无名指上的戒指，想起甜蜜的家和临行前妻子的殷殷嘱托，他恍然大悟：无名指，在五指里是最特别的，它没有名字，甚至让它跷起它都不出来表现自己，但就是这根不要名、不要利的无名指，人们却一定要把最珍贵的象征幸福的婚戒戴给它。它像是温暖的家庭和亲人之于一个人的人生，默默无闻地支持，成为坚强的后盾；它像是不要名、不要利的勤勤恳恳的成员之于团队，默默地做着该做的实事，为团队创造更多的实效。它虽然是不声不响、无声无息地付出，但绝对必不可少；它虽然无欲无求，不计得失地给予，但收获却非常精彩。

旅行者把手翻转过来，摊开手掌。他想：五指三长两短，人却从不会因其长或因其短而对某根手指有所偏好，而是自觉地根据五指的角色和特点，让它们默契配合，完成各种任务、各项工作。

　　旅行者轻轻地将五指合拢在一起，指尖对着指尖，每根手指都和左右两根相接。他想到，比每根手指的特质更奇妙的是手指代表的关系。旅行者觉得，大拇指代表力量，就像父亲的给予；食指代表爱，就像母亲的给予；中指代表传承，就像儿女的给予；无名指代表陪伴，就像伴侣的给予；小指则代表友善，就像亲戚、朋友、同事，还有其他生命中的人的给予。

　　旅行者激动地想，生命是如此的灿烂，从自己手的结构上，就能把做人和做事的道理体现得清清楚楚，可是在日常生活中人们却视而不见。在城市里，总有一些人并不在意那些就像自己的五指一样默默给予的他人和环境。于是，人们每天匆匆地起床，匆匆地戴上面具去面对这个世界，说一些违心的话、做一些违心的事，找很多很多冠冕堂皇的理由来伪装，却把自己内心真正想表达、该表达的东西隐藏起来。生活在人口密集的社区里，人们却不相往来，之间的距离犹如鸿沟。在匆忙的生活中，人们与父母的联结少了、与孩子的联结少了、与伴侣的联结少了、与亲戚朋友的联结少了，甚至自己与自己的联结也少而又少了。

　　可是，五指是连心的。亲人之间、朋友之间的相互支撑是多么的珍贵！

　　感觉到合拢的五指之间的依靠，旅行者觉得各种各样的爱——父母之爱、儿女之爱、伴侣之爱、亲邻朋友之爱、周围所有人的爱，在自己的心里流动起来。爱就存在于自己手中的这个大家庭里。现在，它被发掘了出来，从旅行者的内心开始向外流动了起来。旅行者觉得这股暖流起初在自己心里，然后在家庭中，继而在家与家之间流动，汇聚成一种真正的大爱。他有一种前所未有的安全感，被支持的感觉，全身充满能量，生活的愉快、事业的成功，不再是自己一个人的事，都被赋予了新的意义。爱正在源源不断地从旅行者内心深处涌出来，并且循环开去，再带着许多新的更深刻的爱回到自己心里，然后生生不息地流动。

带着对手的重新认识、带着对眼前这座山的感悟，此刻，旅行者从草地上站了起来，望着面前的山峰，举起手，慢慢地将五根手指握成了一个拳头，感觉到力量在心里油然而生。那是面前的这座五指山给予的力量，更是自己手上、心中的这座"五指山"给予的力量。

旅行者欣欣然有所得。他深深地吸了一口气，记住此刻的感受，结束了山下的冥想，甩开大步向山里走去。他明白：

攀任何山，先攀自己的五指山；

过任何关，先过自己的无名关。

现在，正是行动的时候。

走到山口，旅行者发现了一段关于这座山的注解：

如你所愿，这座山叫作"五指山"。

手是人身体最奇特的部分之一：五指与内脏经脉相连，人可以通过刺激身体穴位改变身心状况；手掌投射在大脑中，人可以通过改变手的动作来调整习惯、开发潜能。

饮用山中甘露，则更具智慧。

旅行者决定，到五指山的每一个山峰采集甘露，把它带给需要的人。

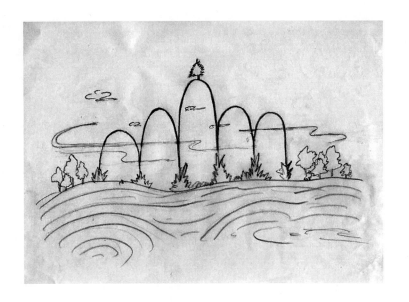

九月：

快乐冲洗

这就是人和外界的关系：对待周围，我们可以选择坏的，也可以选择好的；我们可以选择放纵地宣泄痛苦，也可以选择喜悦地散发快乐……我们怎样对待周围的世界，世界就会怎样给予我们回馈。

沐浴在这快乐的泉水里，冲洗自己的身心，让它滋润到心灵深处，彻底冲洗掉那些痛苦的泥水，把自己变得和这泉水一样清澈美好。你的周遭快乐洋溢，痛苦则再也无处藏身。

——格桑泽仁

九月，旅行者在大山里采集甘露，一滴一滴，每一片树叶上的露水都闪闪发亮，反射着朝阳初升时洒下的光华。旅行者小心翼翼地采集，每当他捧起一片树叶、呵护似的凝视那些露水的时候，旅行者的心就跟着变得非常的柔软、慈和。

这一天，旅行者来到了一片鲜花盛开的山谷。他遇到一个快乐的小男孩，这是一个生长在大山里的孩子，常常来这片山谷玩耍。旅行者把采集到的甘露分享给小男孩，小男孩高兴极了，于是也分享给了旅行者一个关于他自己和大山之间的秘密。

有一天，我在山谷里玩累了，突然想和大山说话，

我就对着大山喊："喂——！"

大山回答："喂——！"

我就喊："你是谁？"

大山也问："你是谁？"

我说："你为什么不回答？我生气了！"

大山也说："你为什么不回答？我生气了！"

我就生气了，冲大山喊："你真坏，就会重复我的话！"

大山也喊回给我："你真坏，就会重复我的话！"

这下我真的急了，又说了很多生气的话。大山比我还生气，也说了好多和我一模一样的生气的话。我就被大山气哭了。回家委屈地对妈妈说大山欺负我。

妈妈说："孩子，你是想和大山交朋友，对吗？那你再去试试看。这一次，你告诉它你想和它交朋友，把你的快乐说给它听，用妈妈夸赞你的话来赞美它。"

我还不太相信，就问妈妈："那它一定不会骂我了吗？它一定会和我交朋友吗？"

妈妈笑道："大山和你一样。其他的我也不知道，你要试试看啊！"

我就赶紧又去找大山了。

我对大山喊："对不起，刚才我对你不礼貌！"

大山更大声地回答我："对不起，刚才我对你不礼貌！"

我很高兴了，接着喊："我想和你交朋友！"

大山更大声地高兴地回答我："我想和你交朋友！"

我快乐极了，对大山喊："你真好！"

大山也快乐极了，更大声地对我说："你真好！"

就这样，我和大山成了非常好的朋友。

由于兴奋，小男孩讲这个故事的时候小脸颊红扑扑的，声音高亢，带着愉悦。旅行者非常明白，这个让小男孩激动的"秘密"其实并不难解释，完全是回声原理，可他还是被小男孩的喜悦和快乐深深打动了。旅行者完全相信小男孩和大山之间的友情。

于是，旅行者对小男孩说："是啊，这就是人和外界的关系：对待周围，我们可以选择坏的，也可以选择好的；我们可以选择放纵地宣泄痛苦，也可以选择喜悦地散发快乐。如同我们怎样对待大山，大山也会同样或成倍如此对待我们；我们怎样对待周围的世界，世界就会怎样给予我们回馈。"

旅行者动情地讲完这番话，小男孩也心有所感，非常非常高兴。他们恋恋不舍地分手时，小男孩指给旅行者一条路，告诉他，他将会遇到一处神奇的泉水。

有了小男孩的指引，旅行者很快就发现了这泓清泉。它几乎是欢唱着流淌过大山、冲刷过丛林、洗涤过世界的每一个角落，一直蔓延到旅行者心里。它晶莹剔透、清爽甘甜，比旅行者采集的甘露还要甜美。那正是旅行者寻找了这么久且曾经无数次梦见的泉水，它的名字叫作"快乐"。

旅行者对着泉眼喝了那么多清冽甘甜的泉水，又用这泉水冲洗了自己的全身之后，静静地坐在泉边开始遐思：曾经，我是那么习惯让自己沉浸在痛苦之河里，用浑浊的痛苦之水来浸染自己，使得快乐无法接近。可是今天，我已经能够自我负责地来选择是痛苦还是快乐！我也终于开始学着每天多一点，再多一点，掬起一捧快乐的泉水送到嘴边，沐浴在这快乐的泉水里，冲洗自己的身心，让它滋润到心灵深处，彻底冲洗掉那些痛苦的泥水，把自己变得和这泉水一样清澈美好。我的周遭快乐洋溢，痛苦则再也无处藏身。

这，就是旅行者在得觉途中豁然发现的"快乐冲洗"。

旅行者觉察到，每个人的内心都像一汪大海，存放着各种各样丰富的情绪。所以每个人原本就完全知道，快乐、恐惧、忧伤、愤怒、失望、沮丧、激动……所有的情绪都潜藏在大海里，或者说已经和大海融为一体。在恰当的时候，不同的情绪会出来表达自己、保护自己，而当它们出来的时候，有时波涛汹涌，有时掀起小小的波澜，有时则显得风平浪静。

旅行者当下的感觉则像是浮出海面的一只小小杯子，这只杯子只能盛放一种或有数的几种情绪。既然杯子的容量是有限的、一定的，那么，如果让快乐的情绪在杯中增加，痛苦的体验自然就减少了。用增加快乐的方式来减轻痛苦，正如沐浴时热水滑过身体，寒冷就会被温暖所取代。

这，就是旅行者在得觉途中逐渐体验到的"快乐冲洗"。快乐是人类追求的终极目标。人本能的趋乐避苦，是自我成长最终的动力。快乐并不难寻，它一直在我们每个人的内心深处。

旅行者明白，"快乐冲洗"并不是说所有的负面情绪都是不好的，也并不是说人不能够难过、不能够悲伤、不能够忧虑，而是很好地活在当下，痛苦时痛苦，痛苦之后不再纠结于痛苦之中。大多时候，让自己的身心沐浴在快乐里。

关于如何"快乐冲洗"，旅行者又尝试了很多种方法。关于"快乐冲洗"是如何增加快乐的，旅行者也明白了其中的道理。

旅行者尝试的很多方法里，关键的一个是重复快乐的语言，即用积极快乐的语言与人进行交流。这是因为，每个人潜意识里最容易认同自己的声音和语言，并在大脑里建立起相应的神经网络——悲伤的语言建立感受悲伤的神经网络，快乐的语言建立感受快乐的神经网络，而且越多次地重复，神经网络带来的感受越强烈。所以，无论对自己还是对别人说话，只要从自己的嘴里发出，意识层面的"盾牌"就会放下，潜意识就会不断巩固，做出"自己的语言"的判断。当一个人对别人讲述自己的不快乐，就等于强化自己潜意识里"不快乐"的神经网络。当重复的次数越来越多，这片神经网络就会越来越大，快乐的神经网络就会越来越小，人就会变得越来越难以快乐。

如果一个人只说快乐的言语，即使开始会很困难，但只要坚持，日久成为习惯，让人大脑中快乐的神经网络越来越大，人就越来越容易快乐。只有说快乐的言语，才会产生快乐的感受。

旅行者被快乐冲洗得很清澈，也渐渐习惯时常用快乐来冲洗自己的身心。

就这样，旅行者在心灵中创造出了一个神奇的染坊，把那些灰白的抑郁、暗淡的沮丧，统统扔到他的浸染池中，出来的就是色彩绚丽的快乐。

他在心灵中营造出一片晴朗的天空，把那些让人总是不自觉地翻出来的堆在心中已久、潮湿厚重的灰心与难过，用阳光曝晒一下，再拿回来，就成为带着阳光味道的温暖，能抱着它美美地梦一场。

他在心灵中烹饪出了一碗热汤面，把它端给被大雨淋过、心冷得缩成一团的绝望的人们，他们把热汤面捧在手中，痛快地吃进肚子里，眼睛又能闪现出明亮的光芒——那是信念的光芒。

旅行者成为快乐的人，散发出强大的魅力，他决定把快乐产生的力量供给自己、供给别人、供给环境。他知道，快乐是积极的人与人之间的黏合剂，让人们愿意彼此亲近。

旅行者成为快乐的人，积极地面对每一天，不被不必要的负面情绪所束缚，迈开步子，勇敢地做自己，像是提速运行的列车，呼啸着向目的地前进。

他拥有了一颗能够转化情绪、过滤负面信息的心，即便旅途依然艰辛，他每天也都能收获满满的快乐。

而快乐，是为了到达喜悦。

以快乐洗涤过身心的旅行者舒服地躺在草地上，看着夕阳渐渐下沉，他想到：现在已是秋天，当十月到来的时候，自己在春天时种下的那些快乐的种子，应该已经结出了果实，就快可以收获了。

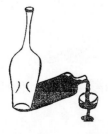

·快乐冲洗法(1)

把自己的阴影倒给别人，
两个人都不会快乐。

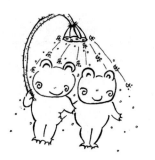

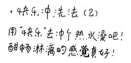

· 快乐冲洗法（2）
用"快乐"去冲个热水澡吧!
酣畅淋漓的感觉真好!

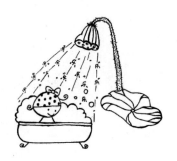

十月：

心灵的图景

在荷塘里，荷叶刚刚开始生长的时候，速度并不快，在前二十八天的时间里，只长满了荷塘的四分之一。然而成长的奇迹就发生在之后那短短的两天里，仅仅用两天的时间，荷叶就完全长满了荷塘。

很多人不像荷叶，耕耘之后，他们未等到第二十八天就放弃了，再也收获不了全部的丰盛。

旅行者抬起头，发现树枝缝隙里洒下的阳光一直都在轻柔地沐浴着自己，于是他感恩地张开手臂，拥抱一切。他闭上眼睛，对着树枝深深地呼吸，那些果实就像是从自己的心里结出来的。

旅行者欣喜地注意到路旁的野花正在生机勃勃地开放着，美丽而不娇艳，柔弱但绝不失挺拔。如果旅行者没有记错的话，它们就是传说中代表着幸福吉祥的格桑花。

——格桑泽仁

转眼已是十月，到了收获的季节。随着日子一天天过去，旅行者觉得头上的阳光越来越灿烂，而自己的脚步也越来越轻盈。

旅行者心里并不确定，这趟旅程还会走多久。只是他有一个愿望，希望下一个新年到来的时候，或许就该结束这段旅程了，或者说自己生命中崭新的一页就将开始了。想到这些，感到喜悦的同时，旅行者又在心里悄悄纠正了一下自己：在这条得觉路上，我时时刻刻都在成长，不等到旅程结束，其实从踏上旅程的那一刻起，我的新的生命就已经开始了，而且每一个此刻都是崭新的，每一个当下都是美妙的。

旅行者翻看自己绘制的地图，发现他刚刚走了旅程的一半，他隐约有些失望，怕自己无法在两个月间走那样远。不过，转念间，他想起来他曾亲眼所见的荷叶的生长，就是在这个季节。

在荷塘里，荷叶刚刚开始生长的时候，速度并不快，在前二十八天的时间里，只长满了荷塘的四分之一。然而成长的奇迹就发生在之后那短短的两天里，仅仅用两天的时间，荷叶就完全长满了荷塘。

很多人不像荷叶，耕耘之后，他们未等到第二十八天就放弃了，再也收获不了全部的丰盛。

可是，对旅行者而言，荷叶的长成就是一幅心灵成长的图景。有了荷叶的启示，旅行者很自信，他预感到剩下的路程会走得意想不到的快和顺利，他会很快到达目的地。因为他自己已经意识到，自己每时每刻从内到外突飞猛进地变化着。他觉得自己快要走到一个蜕变的临界点了。过了那个临界点，他将不再是旅行者，而成为得觉者。

在十月的阳光下，旅行者喜悦地前行。

看到大树枝头上结着的累累果实，旅行者时常会有一些慨叹：旅途之前的自己，果实是果实，"我"是"我"，"我"和这些果实没有任何的关系，自己就像是生活的局外人，总以为生活在别处，目标在别处，于是站在一切的边缘，既不能超越也不能融入；而现在的自己，不再是去做达成目标的人，而是成为自己目标里的人，越来越清晰、越来越快乐地融入人生里，成为自己梦想、格局的主人。

旅行者抬起头，发现树枝缝隙里洒下的阳光一直都在轻柔地沐浴着自己，于是他感恩地张开手臂，拥抱一切。他闭上眼睛，对着树枝深深地呼吸，那些果实就像是从自己的心里结出来的。

这丰盛属于它们自己，也属于爱它们的大地、阳光、雨水、果农、锄头……

回顾走过来的十个月，旅行者一直是一个人，可是又完全知道在这条路上走着的，绝不只是自己，他的心里一直是有那么一个伙伴的，或许那个伙伴就代表了所有得觉路上的伙伴。他再次闭上眼睛，冥想与心中的伙伴相互扶持的这段心路历程。这是一幅心灵的图景：

蒙上眼睛，紧闭双唇。不能看，不许说话。门外大雪纷飞，北风呼号。炉火温暖的房屋里，得觉者在你耳边轻声言语：

"记住，在得觉之路上，行动才能接近梦想！

准备好了吗？请你，出发！"

雪片漫天飘舞，白茫茫的大地，寒冷刺骨。在路上，你身边有一个人，他是你的伙伴，拉紧你、照顾你，他可以看，但什么都不能说。你有一点儿紧张，被伙伴握着的手微微发抖了，你默默回忆起得觉者的话：

"在即将要走的这条路上，合上眼睛去看，闭起嘴巴去说，关了耳朵去听，停住鼻子去闻，唯一打开的是心，你会有所得、有所觉。但不管怎样，你知道你是从哪里出发的吗？此刻，你在哪里？"

"我在哪里？"你心里迷惑着，"在这里？在路上？在一个风雪交加的冬天，还是在迷惑彷徨里？"

得觉者微笑着说：

"不。你在你过去的决定里。你的未来将会在你现在的决定里。去种下快乐的种子吧，给自己一个快乐的计划，否则痛苦就会乘虚而入。"

你定了定神，放松了手指。

是的，你已经决定了。你已经在你自己过去的决定里了。

你的心还是认出了这条路，多年来你一直都很熟悉地走在上面。此时，它却散发出另外的一种不同的味道，你预感到它已经开始成为不同的路。

你有点儿好奇、有点儿羞涩、有点儿拘谨，因为你还不知道搀扶着你一直往前走的伙伴——他，究竟是谁？是男是女？叫什么名字？他不可以说，你也不许问。

他也和你一样，小心翼翼。

但你渐渐感觉到他对你全身心的呵护、关心、友爱。虽然你看不见他，但他带你走得很远，让你领略空气、阳光、味道，感受风景，触摸路边的石椅、树木、围墙……你以前从未留意过，现在它们在你的生命里了。你默默地为每一棵树命名，与飘过的每一片雪花对话，在心里描绘它们的图像，把你的喜悦写在伙伴的手心。

他拿起你的手，触摸一枚松针，触摸一小块冰凌；他拍拍你的腿，你就走进积雪的花园，脚下是"咯吱咯吱"清脆的踏雪声。他拿起一团雪握成雪球，放在你手里，你笑了，想起小时候是怎么用冰雪来取暖。

你已经充分地相信伙伴，你们已经有了默契。道路平坦宽阔的时候，他就拉起你的手，带着你跑起来，越来越快，竭尽全力地奔跑。你什么都看不见，可是你完全做到了。

此时发生的一切，是在你过去的决定里。你的伙伴在旁照顾你，也是他过去的一个决定吧？想到这儿，你微微笑起来，很释然。你完全放下自己，安然地接纳这分被照顾的温暖，享受这一切，真诚地感恩。

感觉到这双手有点像妈妈的手、爸爸的手、爷爷奶奶的手、兄弟姐妹的手、朋友的手，这样的呵护那么熟悉，似曾相识。

或许很小很小的时候就是这样的吧！你还走不稳，踉踉跄跄地向前跑，被一双大手牵引着、扶持着，一日日长大，长成现在这个在雪地里行走的人。

飞雪已经停歇，小鸟的叫声不再隐没，和煦的阳光照在肩头，你觉得烫烫的。你握起伙伴的手，放在肩上，让他也觉得温暖。

你深深地呼吸，"得——觉——，得——觉——……"你得到了阳光、空气，你感觉到幸福，你用全身心感受着一切。

你发现，原来不用眼睛、不用嘴巴、不用耳朵、不用鼻子，心也是能够看到、说出、听到、闻见、交流的。

你还有一个新的发现，原来，眼睛看的时候是朝外，嘴巴说的时候是朝外，而当你把朝外的门窗暂时关上，开始察觉自己内心的时候，你得到的是那么多！

你脚步轻盈。在雪地上为伙伴写下：我们的相遇，是我们过去所做的决定的相遇。

还在路上走着，你想到了自己的理想。

得觉者在阳光下等着你：

"看看每个人的格局吧！你已经敢于想象大格局了吗？走在冰天雪地里的你，如果从未见过花开，敢于想象春天百花争艳、百鸟齐鸣的美景吗？春天就要来了啊！还有，你想象过你人生境界的图景吗？是轰轰烈烈，是平平淡淡，还是庸庸碌碌？送给你的三句话还记得吗：勇于想象，敢于想成，善于成像！

你想象着花开，自己的心也像花一样开放了。你在朝着自己的理想走着，你的伙伴坚定地陪伴着你。你豁然明白：在路上，你所遇见、陪伴你的，并没有其他人，只有你自己内心所生发出的一切，你遇见感恩、遇见快乐、遇见幸福、遇见任务、遇见使命、遇见梦想……

你真的已经在这条路上了，你真的在自己的决定中走近了、走进了你要的人生了！"

睁开眼睛，在温暖的阳光下，旅行者面容平静。心灵的图景已经日渐清晰地呈现在他面前，他觉得自己的眼睛清澈明亮。旅行者欣喜地注意到路旁的野花正在生机勃勃地开放着，美丽而不娇艳，柔弱但绝不失挺拔。如果旅行者没有记错的话，它们就是传说中代表着幸福吉祥的格桑花。格桑花，它们喜爱高原的阳光，也耐得住雪域的风寒。它们虽然杆细瓣小，可是风愈狂，它们身愈挺；雨愈打，它们叶愈翠；太阳愈曝晒，它们开得愈灿烂。

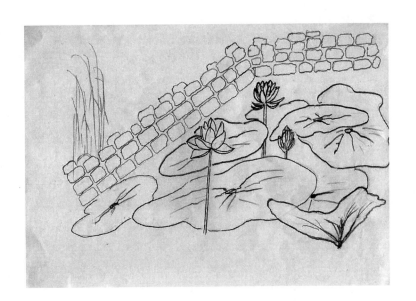

第三站

大爱 · 重生

传说，勇敢坚毅的鹰，是世界上寿命最长的鸟，可以活到七十岁。可是，鹰在活到四十岁的时候，要面临一个巨大的困境，也是一重严峻的挑战，同时更是一次获得重生的机会。

旅行者觉察到，一种对生命的大爱在自己内心最深处油然而生；一种新的力量瞬间如泉水般喷涌而出，遍布到他的全身；爱与力量在胸口汇聚成一股暖流。那个站台上哀哀戚戚的流浪者一样的"小我"再也不见了踪影，一个饱含大爱的"大我"正在孕育而生。

——格桑泽仁

深秋时节，旅行者来到一座高原。人们说，这里也是鹰的故乡。

雄鹰在天空中时时低翔而过，旅行者便常常会仰起头来，目不转睛地欣赏鹰翱翔的姿态，他完全被那壮阔的力量之美所吸引。

关于鹰，旅行者心里浮现出一个动人心魄的故事。

传说，勇敢坚毅的鹰，是世界上寿命最长的鸟，可以活到七十岁。可是，鹰在活到四十岁的时候，要面临一个巨大的困境，也是一重严峻的挑战，同时更是一次获得重生的机会。

四十岁时，鹰的身体上有几个部位已经老化：它的喙已经老化，长得太长而贴近自己的胸脯，不再方便捕食；它的爪指甲已经苍老到要抓住东西都很艰难，更何况是要抓住猎物；它的羽毛已经钙化到飞翔起来都非常吃力，威胁到自己的生存。

这几个身体上渐渐失去用途的重要部位，对鹰而言无疑意味着死亡将迅速到来。一天天衰老的鹰渴望重生，它必须要想办法脱去这衰老的喙、爪指甲和羽毛，让新的健康的喙、爪指甲和羽毛长出来，才能够获得重生，才能够延续生命，才能够活出后面那随之而来的三十年。

鹰必须为自己做出一个决定！为它生命的重生而付出最彻底的努力！

这时，鹰会在天空中不停地盘旋、盘旋、盘旋。它要盘旋到一个自认为最高的地方，看准目标之后，迅速滑翔到一处悬崖峭壁之上，来做这件令自己重生的事。

鹰要把自己苍老的喙在坚硬的峭壁上使劲敲打，不停地敲打，直到把喙敲掉落。每一次敲击，鹰都会痛得发出一声惨叫。但它不能停留，必须一直敲打，直到老喙脱尽。人们听到这种惨叫声，如果是在白天，会忍不住打着寒战远远离开；如果是在夜晚，一定会禁不住毛骨悚然而做噩梦。因为那种疼痛是那样剧烈、那样撕心裂肺！可是，四十岁的鹰必须忍着这种剧痛，坚持把老喙敲掉，然后伴着鲜血，新的喙才会长出来。刚刚长出来的新喙非常稚嫩，可是这时的鹰还不能休息，它必须用这个还很稚嫩的喙去拔掉自己苍老的爪指甲，一根、一根、一根，使劲地拔，每拔一根就惨叫一声。那是一种让人难以想象的疼痛！而鹰必须要经历。这还不够，鹰依然不能停下来，它还必须接着做一件事情——用刚长出来的喙再一根、一根拔掉自己身上已经钙化的旧羽毛。鹰必须这样做，新的爪指甲和羽毛才能获得长出的空间，才能有长出的可能。

更令人震撼的是，这个过程并非一朝一夕，几天几夜能够完成。整个过程要历时一百五十天——五个月的时间！如果运气好，这个过程中能够遇到一场雨，鹰还可以喝到几口水；如果运气不好，鹰就必须熬过这一百五十天，五个月的时间内不吃不喝。

为了延续生命，为了创造新的生命质量，鹰就是这样果敢、坚忍。

如果渡过了这一劫，鹰就获得了重生。

当这件事终于完成后，鹰会发出一声清脆的叫声，从悬崖上飞下来去喝重生后的第一口甘甜的山泉。

当鹰下定决心要完成这一百五十天的挑战，它就赢得了焕然一新的另三十年的生命和美好生活的开始。

鹰的故事在旅行者的脑海中久久盘旋不去。不知不觉他已经走了很远。远处似乎传来一阵惨烈的叫声，那叫声虽然疼痛但蕴含着坚毅。旅行者停下来环顾四周，发现对面的山崖上，正有一只鹰在峭壁上敲打自己的喙，不远处还有一只鹰在为它守望——或许是它的伴侣，或许是它的子女。

旅行者一下怔住了，传说中尖厉的叫声，梦境里发生的景象，竟然出现在耳边和眼前。可是这并没有让他觉得害怕，也没有打寒战。旅行者看见，鹰老去的喙、爪指甲、羽毛，没有让它失去自信，没有让它感到自卑，它那爱飞翔的本质、自由的生命，没有任何羁绊，更没有被困在它衰老而坚硬的躯壳里面。鹰的灵魂没有困在自己的身体里，而是与悬崖峭壁相联结、与伙伴相联结。它积极地冲破身体的束缚，与环境、同伴联结在一起，寻求帮助和支持。它请悬崖峭壁帮助它完成蜕变，而它的伙伴则用关注的眼神、鼓励的姿态和静静的陪伴守护着它的重生。

这只鹰是幸福的，因为它是爱自己的，是爱让它获得了重生，而重生之后的鹰也更有能力付出爱。

想到重生过程中鹰所做的一切，刹那间，旅行者忘记了自己的存在，他看着鹰的喙在石头上敲击出了小小的火花，火花像闪电一般，照亮了他的眼睛，旅行者呆呆地立在原地，一时之间泪流满面。鹰的重生就展现在旅行者面前，令他流下眼泪，那是疼痛的泪水、敬畏的泪水、感动的泪水、振奋的泪水、欢喜的泪水。

也许只是短短的几秒钟，也许是过了很久很久，旅行者忽然意识到，他的心灵已经全然地参与、陪伴了这只鹰的重生。

在这不期而遇的陪伴中，随着鹰的重生，得觉途中一路走来的一幕幕图画，在旅行者脑海中如同电影片段般流淌而过：格局山庄，迷明，彷徨古镇，五指山，快乐清泉……

旅行者觉察到，一种对生命的大爱在自己内心最深处油然而生；一种新的力量瞬间如泉水般喷涌而出，遍布到他的全身；爱与力量在胸口汇聚成一股暖流。那个站台上哀哀戚戚的流浪者一样的

"小我"再也不见了踪影，一个饱含大爱的"大我"正在孕育而生。旅行者谦恭地俯下身体，让自己的身体贴紧大地，这一刻，他的心完全感受到大地那雄浑有力的脉搏跳动。

在鹰的故乡，在如分娩一样的阵痛和感动中，在大爱中，旅行者重生了。从此，他被称为"得觉者"。

十一月：

过，穿越

任何事情，当我们看到的时候就已经发生了，发生的时候就已经结束了。而且，一切都将过去。

无论我们的前方是什么，后方又是什么，最重要的是，我们的内在是什么！

如果我们不能看到这件事情发生背后带给我们的好处，一切就都白白过了；如果我们能够看到这件事情发生背后的好处，那就成了伟大的穿越！

——格桑泽仁

十一月的时候，得觉者来到一个环境优美的村庄。长久以来，这里的人们过着木讷刻板的生活。他们早上起来去地里干活，晚上收工回家休息，吃穿用度都是富裕的，可是他们却并不快乐。白天，年轻人劳作的时候，表情漠然，他们只是机械地挥动劳动工具，没有人说话，也没有人发出欢乐的笑声；晚上，各家各户早早关门闭户，整个村庄只听到狗吠声，安静得让人觉得孤独。看到这样的情形，得觉者决定在这里住些日子。他每天早早起来，随着村里的年轻人一起去劳动，试着和他们说说话，聊聊农事。下午的时候，在初冬暖洋洋的太阳底下，他就搬把藤椅，找村里的长者聊天。在这个不爱说话的村庄里，他勉强结交了一些老老少少的朋友。

始料不及的是，有一天，村庄突然发生了一场百年不遇的灾难。这是一次洪灾，一场暴雨引发了山洪，肆虐地冲向了村庄，巨石从山上滚下来，房屋被风刮得直摇晃，被水泡得咯吱咯吱地响，随时有倒塌的危险。暴雨还在下着，没有停下来的迹象。

得觉者和村民们一样，拿起脸盆，努力地把浸进屋子里的水一盆盆地舀出去。舀着舀着，当得觉者意识到持续的暴雨很可能会淹没村庄，把水舀出去未必能起到什么作用的第一时间，他停止了舀水，跳了起来，蹿了出去，一家家地说服人们转移到地势高的安全地带。说服的过程是艰难的，但他还是成功了。人们决定离开这里，得觉者带领年轻人搀扶着老人、背着孩子，带着些粮食，离开了村庄。

全村一百多人都安全转移了之后，最后出村的一个年轻人报信给大家：积水越来越多，村里的房屋已经倒塌一大半了。

花了三天三夜，村民们冒着雨，在这个新的地方支起了临时帐篷，搭起了临时炉灶，安置好了老幼病残和受伤的人。大家一起等待暴雨停歇、大水过去。

　　过了几天，大雨已经停了，但小雨还在下着。白天大伙儿一起忙忙碌碌，很容易就过去；可到了夜晚，借着星光望向被大水毁掉的家园，村民们都心情沉重，更加沉闷无语了。

　　这一晚，小雨刚刚停歇。得觉者觉得是时候了。他找几个年轻人一起拾来略微干燥的柴火，点燃了一堆篝火。面对这场突如其来的灾难，村民们的神经已紧绷了十几天。得觉者让村民们在火堆旁围坐下来，帮助大家缓缓地放松。在火堆旁，他深深地感受到村民们内心没有表达出来的对家园的爱和依恋，以及人与人之间相互的爱和联结，虽然长久以来，这些都被凝固在了每个人的心里面。可是这一刻，他相信，村民们都感受到了其他人心里和自己相同的感觉和情绪。村民们坐在那儿，怀念着从前那个美丽的村庄，惦记着自己赖以栖居却已经不复存在的家，更加沉默了。

　　这时，得觉者打破了沉寂，大声地向大家提出了四个问题。第一个问题是，当发现洪灾这件事情发生了，第一时间里，你做了什么？第二个问题是，当时看到房毁屋塌、水灾肆虐时，你内心的感受是什么？第三个问题是，如果可以做选择，在更为紧急、更为恐怖的灾难来临的时候，你希望谁在你身边？第四个问题是，当我们回顾一些片段，回顾一些感觉的时候，我们的感受是不一样的，那么你回过头来看这次的洪灾，如果每个人要送给大家一个字，想一想，你会送哪个字？

　　大伙被这些新鲜的问题吸引住了，他们非常认真地听着、思索着，得觉者问完这几个问题，人们的心被深深地触动了。过了几分钟，有人首先打破了沉默，开始说出自己的感受。每个人都有想要表达的冲动，一个挨一个地讲述起来。当进行到每个人送给大家一个字的时候，所有的人都带着情感，有的人说"痛"，有的人说

"失"，有的人说"爱"，有的人说"情"……每说出一个字，大家都觉得自己也有相同的体会。

等每个人都讲过了，轮到得觉者时，他站了起来，给所有的人深深地鞠了一躬，说："我要感谢所有的人，这是因为灾难来临的时候，我们在一起共同渡过了。"接着，他说："我想要送给所有人的，是这个字——'过'。"人们乍一听很好奇，不解其意。于是，有人问道："得觉者，你的意思是一切都过去啦？可是我们的家园没有了。"

得觉者说：

"对，过，正在过！正在过吗？还即将，没有过。过是动态的，爱是博大的。家园没有了可以再建，爱阻滞了就要让它流动。要知道，任何事情，当我们看到的时候就已经发生了，发生的时候就已经结束了。而且，一切都将过去。而正在过的，正是我们要做的关于'爱'的功课。

"我们在面对洪水的第一时间，平日大家脸上的面具被冲刷走了。在平时的生活里，我们村子里的人是这样的：早晨起来，戴着一个冷漠的面具匆匆出门，然后戴着面具和别人交往，戴着面具干农活，做自己该做的事情。可是面具后的人、看似冷漠的人，实际上是把自己内心中很多可以释放出来的爱隐藏了起来，以至于我们大家之间、人和人之间产生了距离。突如其来的洪水让我们在瞬间的危难时刻把自己脸上的面具放下来了，把评判放下来了，于是就产生了我们之间爱的流动。就在那一刹那，我们每个人都可以感受到爱开始流动了，心中的一些坚冰就开始融化，以及放下对别人的评判。我们之中，有些人是很容易受视觉刺激的，他是看到洪水来袭的画面以后，把面具放下了；有些人是很容易受到听觉刺激的，他是听到一些信息时把面具放下来的；还有一些人容易受一种氛围和感觉的刺激，那么，当他体验到、感受到了，也把面具放下了。所有关心村庄的人，所有与洪灾有关的人都产生了同一的伟大的一个看点，那就是共同关注洪水灾害这件事情。当我们共同关注这件事情的时候，大家放下了自己，我们之间的爱和支持就开始流动了。因此，我想问大家，洪水给我们、给我们的村庄带来哪几个好处？洪水的坏处这几天我们已经尝够了，我们就先让它过去吧。现在，让我们感觉一下这次洪灾给我们带来的好处，比如共渡难关，比如友爱，比如内在的激发，比如新的家园，比如警示更大的危险，比如今晚我们能够聚集在一起！其实，无论我们的前方是什么，后方又是什么，最重要的是，我们的内在是什么！"

闪闪烁烁的星光下，人们听得非常认真。

得觉者继续说：

"是的，无论我们的前方是什么，后方又是什么，最重要的是，我们的内在是什么！我们的内心究竟要什么？我们忙忙碌碌，忙到今天究竟要走向哪里？我们注意过吗，想过吗？当我们看到洪灾背后的好处时，力量就会来到我们身上，带我们去帮助别人，也互相帮助。这就是一分博大的爱，是平时我们村子里刻板的生活中看不到的，是平时我们往往忽略掉而一直伴随着我们的。

"洪水虽然冲毁了我们的家园，但是它带给了我们心灵的聚合。当每个人把面具放下的时候，就能用本能、用爱去关心别人。所有人都知道，爱是伟大的，爱有博大的力量，它会把人与人聚合起来，就像今天我们安全地聚集在这里。虽然家园失去，但只要还拥有爱，我们就依然可以把它再建起来。

"想想看，在今后的生活中，在点点滴滴重建家园的岁月里，带着今天你感受到的这分爱，你会更多地给予别人支持和信赖吗？

你会帮助街坊四邻吗？你会扶持老人和孩子吗？你会帮助挣扎在困境中的人吗？你会感恩帮助你的人吗？当我们看到洪水给我们带来的好处时，我们身上就拥有了力量，这力量是惊人的。

"如果我们不能看到这件事情发生背后带给我们的好处，一切就都白白过了；如果我们能够看到这件事情发生背后的好处，那就成了伟大的穿越！"

听了得觉者这席话，村子里所有的人都明白了、了悟了——大家正在一起从洪水灾害里穿越过来。

在火堆旁，得觉者邀请村民们随他一起跳起了弦子歌庄。

洪水比想象中退得更快，在村子坍塌的旧址上，家园很快就重建起来。所不同的是，村子里的人变了，如果有谁来到村庄，常常能够看到他们欢快劳作的场面，听到他们欢声交谈的笑语，感受到他们享受劳动和生活的幸福。十一月的时节，天气微微寒冷，夜晚的时候，村庄依然静谧，但静谧中透着安详，再也不觉孤独。

得觉者微笑着离开了。

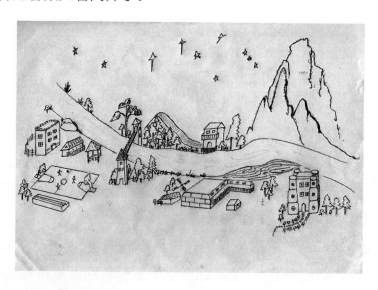

十二月：

太好了

山上的风吹得得觉者的衣襟猎猎作响，他在山顶静静地站了良久，缓缓地一个一个平台地看过去，过去、现在、未来的景象在他心中清清明明地一一演过。

太阳移动着位置，云彩变换着形状，得觉者没有多说什么，他向着天空、大地张开双臂，对自己、对眼前的一切大声喊出三个字："太——好——了！"

是的，人生真是太好了！生命真是太好了！

古桑抱石不大，巴塘很大；巴塘不大，川藏很大；川藏不大，国家很大；国家不大，世界很大；世界不大，宇宙很大；宇宙不大，人心很大；人心不大，爱很大！

——格桑泽仁

告别那个穿越了灾难而找到幸福的村庄后，得觉者继续向前走。

时节已经转入深冬，空气清冽、寒风刺骨，但得觉者发现自己已经不再像往年那样怕冷——一到冬天整个人就缩手缩脚地仿佛缩小了，总想躲在温暖的房间里不愿出门！现在的他内心充实温暖，满是力量，走在路上腰杆、背脊挺得直直的。

走着走着，得觉者又遇到一座山。这山虽然不算高，且山势平缓，但却气势浑雄。山下修建了一条宽约二十米的笔直规整的路，直通山顶。得觉者从山下顺着路向上望去，满眼都是密密麻麻的阶梯，数不清有多少级。他想，攀登的人如果只看到这阶梯，一定会感到前途渺茫、步履艰辛，而心生畏惧。

然而得觉者已经不再畏惧。现在，他完全清楚自己要什么，也知道要付出什么。得觉者知道，如果到达山顶，看到的风景会与从山下看到的完全不同，但没有亲自登临高处之前，他还不知道会有哪些不同。他隐约地觉得会有超乎想象的奇迹发生。得觉者丝毫没有犹豫，马上就拾级而上了。

青石铺就的阶梯整齐有序，向上走了一阵子后，得觉者发现，每隔一百级台阶都有一大片延缓坡度的空地，平整宽阔，可以在这儿休息一下，喝口水、喘口气。

大概走了一千多级台阶，经过了十几级台阶之间的空地，得觉者终于到达了山顶。登临高处，当得觉者站在山顶向下看来路的时候，正如他所料想的，看到的一切果然与山下所见完全不同。在这个时候，那么辛苦一级一级走过来的台阶在眼睛的画面里已经成为背景的一部分，而被视觉忽略到了不重要的位置，扑面而来、冲击到旅行者心灵的实景则是一个又一个阔大的平台——那些上山过程中延缓坡度的空地。这壮观景色令得觉者感到胸怀广阔、心旷神怡，对前程的探索精神百倍。

山上的风吹得得觉者的衣襟猎猎作响，他在山顶静静地站了良久，缓缓地一个一个平台地看过去，过去、现在、未来的景象在他心中清清明明地一一演过。

太阳移动着位置，云彩变换着形状，得觉者没有多说什么，他向着天空、大地张开双臂，对自己、对眼前的一切大声喊出三个字："太——好——了！"

是的，人生真是太好了！生命真是太好了！大地、天空、山川、河流、花草、树木真是太好了！伙伴真是太好了！自己真是太好了！经历真是太好了！挫折困难真是太好了！跟随心灵真是太好了！身、心、灵合而为一真是太好了！快乐喜悦真是太好了！旅途真是太好了！

一切——太好了！

时空好像是凝结在这一刻，又像是游走得快极了。

得觉者心中的"真我"在风中鼓荡着。他的呼吸沉稳有力，那么专注，周身外的一切都将关注、支持、力量赋予他。得觉者的身心沐浴在整个宇宙的爱里面，他喜极而泣。

再也无法被埋没，再也不会被遮挡，生命显现着并将永远显现着它本来就有的辉煌、卓越、精彩。

此时，得觉者耳畔缓缓响起的是弦子歌庄的乐曲声。他闭上眼睛，心灵家园正以那深入心灵的独特的集体舞步在向他召唤。

面带着微笑，得觉者了然了——从前一直以为这是一段陌生的旅程，原来却是一段回家的路。

继续走着的时候，得觉者总是会对自己说："太好了！"

每天一觉醒来的第一个念头，得觉者对自己说："太好了！我还活着。我把今天当作生命中的第一天和最后一天，我将尽我的最大努力把它活得美好！"

早晨五点钟起床的时候，得觉者对自己说："太好了！我已经改掉了睡懒觉的习惯，每日精进，不再让生活拖延。"

清晨在花园里散步的时候，得觉者深深地呼吸，对自己说："太好了！大自然的一切都是这么美妙。"

每次遇到别人向他寻求帮助的时候，得觉者说："太好了，我能行，我帮你。"

每次帮助别人的时候，得觉者对自己说："太好了！我有能力帮助别人。"

每次被别人帮助的时候，得觉者说："太好了！幸亏有你。"

遇到挫折、困难、灾难的时候，得觉者对自己说："太好了！我能行！我有了一个体会不一样人生的机会！"

遇到挑战的时候，得觉者对自己说："太好了！又是新的人生一课，是实现激情和梦想的时候了！"

得觉者的心越来越阳光、思维越来越阳光，他的嘴角一直挂着由内心生出的微笑，他爱说的这三个字影响了很多很多人。当人们用心读出"太好了"所传递出来的积极、快乐、喜悦、友善、欣赏、感激、理解、认同、爱……的时候，人们也都爱上了这个拥有神奇魅力的词语。而且，人们还惊喜地发现了一个秘密——当他们常常说"太好了"的时候，一切真的在好起来！"太好了"这三个字很快地种在了每个见过或听说过得觉者的人的心田里。

人们亲切地把得觉者称为：幸福阳光得觉者。

十二月，得觉者再次来到了甘孜巴塘。虽然深冬时节的小城天气寒冷，可这里浓烈的快乐气氛却丝毫未减。雪山脚下，笑意盈盈的乡亲们拉着得觉者跳起了弦子歌庄，他们告诉得觉者：你就是巴塘的孩子，是雪域神山的儿子，现在，你真正回到了家。

在这里，得觉者顺应着自然发生的一切。他和乡亲们一起期待着藏历新年的到来，那是这里一年中最大的节日。在金弦子广场，得觉者与人们一起庆祝、狂欢，在歌舞的海洋里，洗去了所有的尘埃，再次升华了自己。

又是新的一年，小城里鞭炮声不断，得觉者静静地坐在古桑抱石下。此时，我来到了他的身边，这是在站台上送他开始旅程之后，在彷徨古镇见面后，我们的第三次见面——第一次见面的时候，他还是流浪者；第二次见面的时候，他是旅行者；第三次见面的时候，他已经成为得觉者。显然，他一直都深深地记得我，一眼就认出了我，高兴地拥抱我，对我说："谢谢你！我还有更大的格局、更大的梦想，我正在准备新的出发。"我为得觉者感到骄傲，对他说："太好了！那我把下面这段话送给你，祝福你新的旅程。"

古桑抱石不大，巴塘很大；巴塘不大，川藏很大；川藏不大，国家很大；国家不大，世界很大；世界不大，宇宙很大；宇宙不大，人心很大；人心不大，爱很大！

说完这段话，得觉者和我如同双生兄弟一般紧紧地拥抱在一起。走过了一年的漫长旅程，我们终于在这心灵的故乡团聚了。而后，我们都坐在古桑抱石下，得觉者的表情温和而坚定，他一字一顿地说："是的，爱很大！走在得觉的路上，这一切真是——太好了！"

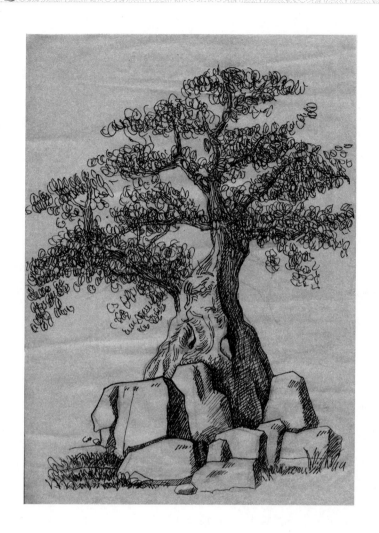

古桑抱石

格桑泽仁

是谁把我放到你手上
你不愿意，我也不愿意
你的追逐在大地
我的梦想在蓝天

我使劲挣扎
却更深地掉进你怀里
你冰冷、固执
我张扬、倔强

倏忽间我触碰了大地
那承载着你的热土
从此我深深扎了进去
正如你久久地守候

我日益茁壮
以回报大地的哺养
你日渐裂变

以宽容我的梦想

既已改变的容颜

你看着我，我望着你

千年的岁月轮回

你融进了我，我化作了你

贴着你的温暖匍匐成长

伴着我的触摸幸福独坐

你静静无怨地支持我千年

我默默小心地拥抱你万世

我的清香、嫩枝喜悦着你

你的温馨、坚定快乐着我

听不见别人说什么

看不到别人做什么

你是我的唯一

我是你的拥有

你成就了我的稳定

任它风雨雷暴

我成为你的视线

为你触摸云端

我在你生命里

你在我血液中

每一次呼吸和血脉的跳动

都是我们幸福的歌

二〇一〇年三月十七日

得觉人生悟语

（一）

有两只灯泡，一只 1500 瓦，另一只 15 瓦。

1500 瓦的它活得孤独而落寞，它对自我的认识不是建立在与真实世界的互动上，而是在自己一厢情愿的想象中。美好而虚幻的想象让"自我"被美化得膨胀，而这时"伟大"的自我只是没有根基的空中楼阁。

15 瓦的它，即使微弱也会勇敢地面对外面的世界，在不断与电源的沟通之中，它一步步地完善着自我，对自我的认识更加明确，脸上的微笑也更加自信。

下雪的冬夜，15 瓦的它发出柔和温暖的光，让晚归的孩子远远望见就能想起妈妈的关怀，急急地奔回家中；而 1500 瓦的它躺在仓库的角落里，等待着自己照亮整个夜空的机会，却被人不小心踏到，成了一堆哀叹的碎玻璃……

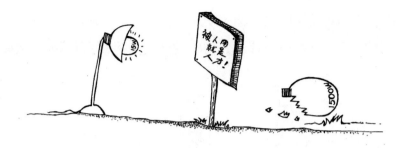

灯泡理论：
能力再大，没被使用，结局只有两个：沉寂，埋没！
能力再小，被使用了，虽然微弱，却永远发光发热！

被用，才会是人才！

（二）

在人生的路上，无论怎么努力，前面总是有他人横梗在那里。于是，有的人沮丧得低下头，连向前挪动一步的心力也没有了。

怪自己不该和别人比吗？比得心情郁闷不已。可是，你知道吗？比较，是我们人类这种社会属性明显的动物绕来绕去也躲不开的思维方式。

社会心理学家费斯廷格提出了"社会比较论"。他说，正是在这样的比较中，我们对自己的认识和评价更加准确。而且，我们倾向于选择与自己相近的人进行比较。这样获得的信息有利于我们认识自我，对未来发展的预测也更有帮助。

释然了，既然比较是社会中的人不可避免的，那么怎样才能跳出老话讲的"人比人，气死人"这个俗圈子，快乐地进行比较呢？

其实很简单，前面一直有人不是吗？那为什么不偶尔朝后面看一下呢？哈，原来我后面一直有人在追赶呢。如果向后看的时候，不幸地发现空无一人……那也好办，倒着走，那后面不就有人啦！

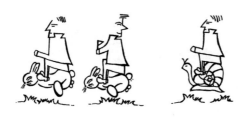

反向看待法：
①如果你总在别人后面,不妨
②头看着,总有蜗牛在你后面。

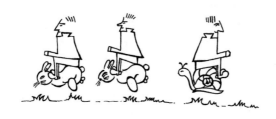

③如果你就是那只"蜗牛",干脆
倒着走,所有人就在你后面了!

在人生的路上，总能遇到这样的事情：两个人总是拧着说话，总是针尖对麦芒，就像是调短波收音机的时候，总是在频率的中间地带徘徊，吱吱哇哇，乱七八糟，没有一个人心情舒畅。

何必呢，苦着自己，也累了别人。退让一小下，其实也没有什么大不了。其中一个人若能把自己的交流方式稍稍调整、配合一下，就能够找到正确的波段了。那，世界不就美妙动听了……

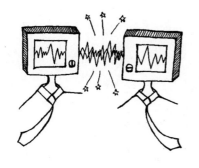

· 调频法:

· 两个频道不一致的人总给世界制造很多噪音!

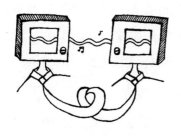

· 其中一个人把自己的频道调到与对方一致,世界就变美妙了!

在人生路上,总是有矛盾、有对抗,那几乎是一种常态。这就意味着我们会有情绪的波动,会生气,会愤怒,会变得失去常态……这个状态中的我们,很有可能会做出一些事情让以后的自己追悔不已,还要加倍弥补。

这个时候,有个最容易的办法让自己离开,让喷发的火山平息,避免日后让自己后悔的可能性,那就是默数几百几千个数字……十几分钟过去了,我们会发现,情绪奇妙地自己平复了,心也随之轻快了。不过是一个转身,就有这样的海阔天高,何乐而不为呢?

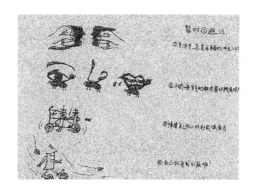

在人生的路上，时而有些孤单，时而有些落寞。但你抬头仰望，就能看见星星在眨眼，是它们一直在伴随着一路艰辛走来的你，听你诉说心事，分享你的感动，陪你哭，陪你笑。

终于，你成功了。焰火绚丽无比、璀璨浪漫，把深蓝的天幕变得像是童话，把你熟悉的一切变得有几分陌生。是啊，你知道，这童话的背后是冷清却又无比真切的夜空。焰火虽然绚丽又能绽放多久呢？陶醉于其中，等到天明的时候却发现自己身边不过是满地的碎屑与呛人的硝烟。

睿智的你，选择了什么呢？

焰火映红的只是你的背影，喧闹的喝彩中没有你陶然其中的神情。

因为，你已经悄然离开，你躺在柔软的草地上，微笑着与你的星星们聊天去了。

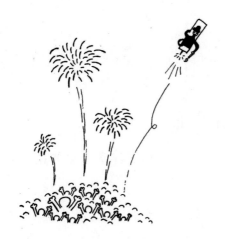

·低调处理法：
成功了，把激动交给别人，
享受自己的逍 遥 空间。

生命之路

——写在《得觉途中指南》之前

生命是一个行走的过程，从生到死，我们都沿着几条路看过、走过、感受过。

生命的第一条路叫作躯体之路。躯体是生命的载体，像一条线段起于出生止于死亡，正如"人生"二字从字形上拆解为"人入土"。

生命的第二条路叫作精神之路。精神聚集着躯体存在的能量，同样起于出生，却如一条射线一样可以无穷。每个生命在出生伊始就已聚集了大量古老的信息，只是需要个体通过躯体的感知与学习来主动地进行整合与优化。精神可以有六个层次：关心自己、关心家人、关心集体、关心国家、关心全人类、关心自然界。层次越高，生命的境界就会越高，所感受到的快乐程度也就不同。

我们都希望人生充满快乐，同时我们都知道，个人所拥有的能量不同，整合生命信息的能力就不同，因此拥有的生活质量也不同。

能量提升的第一个重要方式就是，生命的能量最重要的组成部分源于爱，爱在每个人身边流动，付出与接受之间伴随着能量的变化。爱的流动是一个增加生命能量的过程，但是接受的爱往往会被"附着品"分走部分能量，这种"附着品"可以有形也可以无形，而付出爱的时候能量处于递增的状态，付出越多回应越多，得到的爱也就越多。

能量提升的第二个重要方式是，积累每一件看似简单的事情所带来的能量，重复简单的事情就会变得不简单了。我们会在生活中遇到许多简单而琐碎的事情，但正是这些事情都需要考虑"得"与"失"。"得失"和"付出与收获"的感受又不同，其快乐全然就在"得"与"失"之间，我们考虑"得失"不如考虑"付出与收获"，因为大爱可以让我们感受到快乐，而所谓"大爱"就是全心的付出，并在付出的同时享受爱的能量。

生命的第三条路叫作"道"。对于个人来说，生命拥有躯体、精神两条路似乎已经足够，但我们每个人都生活在某个特定的环境中，我们称之为"系统"，比如社会是一个系统，家庭也是一个系统。在系统中，我们每个人都会影响别人，同时也会被别人影响，都会无可避免地经历"顺应"与"坚持"的过程；在整个系统中我们也需要有自己的方向，就是"道"，"道"字从汉字的解释来讲正好就是"头所走的方向"。

在这三条路中，躯体之路与精神之路并行，每个人都在不断地调整着两者的方向往前走，而第三条路中的"道"在前两条之上。"道"可以有形，也可以无形，是我们每个人都能够体会到的真实感觉。人只有走在"道"上，生命的层次才会不断提升。

在人生的路上，能把自己放到恰当的位置是一种学会平衡的智慧。

每天，我们都在与外界交换着信息，在这个过程中，每个人的意识中往往都带有两种倾向：证明自我与美化自我。

我们有着一套自己的方式来解释周遭环境，在这个过程中对自己的认识更加明确并且在此之上对"我"产生积极的认知。

我们每天都在走过、路过、看过,留下依恋,留下诀别。我们究竟在忙些什么?我们究竟要走向哪里?每个人都在寻找着、摸索着,找着自己的位置,找着自己的标签。找不到又怎样?找到了又怎样?找到的只是自己认为的一个角色而已。角色就一直这样看不到地影响着我们,伴随着我们,与我们同行。每一天,我们都更换着自己的角色,用不同的角色面具看着这个世界,认知着这个世界,感觉着这个世界,品读着这个世界,并形成一种感觉,确认和固化这些角色给自己带来的好处,把它习惯化、合理化、程序化。我们就在这样的模式里成长着、发展着、提升着、觉悟着。当你真正感觉到这些看不到的习惯并能够主动地接纳和调整这些习惯时,我们就步入了快乐的生命圈。这个时候,想不快乐都难。

把握好当下每一秒的快乐,因为有人就因错过那一秒,而远离了快乐!给自己一个快乐的计划,否则痛苦就会乘虚而入!

童心就是快乐!

这就是"得觉"的力量。

得觉途中指南

——"得觉"心理调试技巧

"得觉"心理调试技巧源于"得觉"理论，在理论的基础上，运用潜意识的能量，拓展我们的视野，打开我们的格局，在行为中升华个人的潜能。最重要的是，"得觉"技巧易学习、易操作，只要坚持练习"得觉"技巧，就一定会提升我们的生命质量。

"得觉"心理调试技巧如下：

●回归入定技巧

1. 我们要明确自己到底要什么，也就是确认目标。现在请问问自己："我想要的是什么?"或者说："我想成为一个什么样的人?"请把答案写下来。

2. 假如你想出的不只一条，请把你想的都写下来。

请大声念出你想要的，然后将"我想要……"改写为"我不要……"。现在，请大声念"我不要……"。

删掉你读起来感到比较舒服的，留下最不舒服的一条。

3. 请用最简单的一句话描述你的目标，最好是 5 个字以内。

4. 你将在什么时间达到目标? 你在什么地点达到目标? 和谁一起达到目标?

5. 将目标继续具体化。假如你想要一座房子，请描述是怎样的房子，多大面积？在几层？几个房间？有车库吗？房子前面有什么？将具体目标描述给你身边的人听。

6. 请闭上眼睛体会你达到目标时的感觉，体会心里的感受。

身体是什么感觉？

看到的画面是什么？

7. 请你找一个关键词代表你的目标，现在用脚写出这个关键词，将画面放在右上方。你也可以用一个物象来代表目标，比如自然界的某种生物、一个物品、一个人物等。

●心觉入定技巧

1. 选择一个没有干扰、宁静的地方。

2. 选择一个舒适的坐姿，建议坐在椅子的前三分之一处，双手自然放在大腿上。

3. 闭上眼睛，腹式深呼吸，用鼻慢慢吸气，再用嘴慢慢呼出。吸气时念"哞"，屏气时念"啊"，呼气时念"吽"。

4. 一对一练习，每人 7 遍。A 练习，B 记录 A 的放松程度，分享，用"我看到……""我听到……""我感觉到……"的句式。

5. 加入节拍。A 和 B 继续互动练习，每人 21 遍，A 呼吸和念心音，B 打节拍和数数，然后交换体验。

6. 分享。

7. 大家一起做 21 遍，助教打节拍，体验。

8. 提取目标关键词或者形象，用脚写出关键词，将画面放在右上方。

9. 唤醒。数"三、二、一"，当数到"一"的时候睁开眼睛，体会放松和喜悦的感觉。

　　每天练习 1~2 次，每次 10~20 分钟。最佳的练习时间是早餐之前和晚餐之后。大部分人觉得早餐前做比较容易。

●紧张放松技巧

　　1. 选择一个没有干扰、宁静的地方。

　　2. 选择一个舒适的坐姿，建议坐在椅子的前三分之一处，双手自然放在大腿上。

　　3. 腹式深呼吸，用鼻慢慢吸气，再用嘴慢慢呼出。

　　4. 起立，依次练习全身各个部位，眼睛、嘴巴、脖颈、肩膀、上臂、前臂、手、胸、腹、臀、腿、脚。

　　5. 坐下，闭上眼睛，腹式深呼吸，放松。

　　6. 提取目标关键词或者形象，用头写出关键词，将画面放在右上方。

　　7. 唤醒。数"三、二、一"，当数到"一"的时候睁开眼睛，体会放松和喜悦的感觉。

●漫游入定技巧

　　1. 选择一个没有干扰、宁静的地方。

　　2. 选择一个舒适的坐姿，建议坐在椅子的前三分之一处，双手自然放在大腿上。

　　3. 腹式深呼吸，用鼻慢慢吸气，再用嘴慢慢呼出。

　　4. 讲师带领，体验美妙的一天。以时间为序，切换地点、变换人物、移动场景、体验情感、讲述事件过程、转换角色。

5. 提取目标关键词或者形象，用头写出关键词，将画面放在右上方。

6. 唤醒。数"三、二、一"，当数到"一"的时候睁开眼睛，体会放松和喜悦的感觉。

●体验聚焦技巧

1. 选择一个没有干扰、宁静的地方。

2. 选择一个舒适的坐姿，建议坐在椅子的前三分之一处，双手自然放在大腿上。

3. 闭上眼睛，腹式深呼吸，用鼻慢慢吸气，再用嘴慢慢呼出。

4. 设定感受顺序：视觉、听觉、体觉。

5. 进行视觉、听觉、体觉描述，每种感觉讲三样。

6. 每种感觉描述两种新的体验。

7. 每种感觉描述一种新的体验。

8. 提取目标关键词或者形象，心中默念三遍，将画面放在右上方。

9. 唤醒。数"三、二、一"，当数到"一"的时候睁开眼睛，体会放松和喜悦的感觉。

●忆想入定技巧

1. 选择一个没有干扰、宁静的地方。

2. 选择一个舒适的坐姿，建议坐在椅子的前三分之一处，双手自然放在大腿上。

3. 闭上眼睛，腹式深呼吸，用鼻慢慢吸气，再用嘴慢慢呼出。

4. 提问："请你回忆……"

5. 提取对方关键词，顺势引导，引出画面。

6. 继续提问，让对方有多个层面、多个角度的体验、感受。

7. 继续感受 3~5 分钟。

8. 提取目标关键词或者形象，心中默念三遍，将画面放在右上方。

9. 唤醒。数"三、二、一"，当数到"一"的时候睁开眼睛，体会放松和喜悦的感觉。

●特音入定技巧

1. 选择一个没有干扰、宁静的地方。

2. 选择一个舒适的坐姿，建议坐在椅子的前三分之一处，双手自然放在大腿上。

3. 闭上眼睛，腹式深呼吸，用鼻慢慢吸气，再用嘴慢慢呼出。

4. 用特音"哞哒日""嘟哒日""嘟热索哈"。

5. 一对一练习念 108 遍，A 念，B 数，从"108"起，数字下减无序，注意停顿。

6. 提取目标关键词或者形象，心中默念三遍，将画面放在右上方。

7. 唤醒。数"三、二、一"，当数到"一"的时候睁开眼睛，体会放松和喜悦的感觉。

●两难入定技巧

1. 三人一组练习。

2. B和C一起选择7组对立的词，如"快乐/痛苦""勤劳/懒惰""大度/小气"等，组成句子，比如"你正在体验快乐"等。

3. A体验，B和C一起用语言催眠。

4. 请A选择一个舒适的坐势，建议坐在椅子的前三分之一处，双手自然放在大腿上。闭上眼睛，腹式深呼吸，用鼻慢慢吸气，再用嘴慢慢呼出。

5. B说"你正在体验快乐"，C说"你正在体验痛苦"，接着B和C同时说"当你同时体验到快乐和痛苦的时候，一定是一件美妙的事情"。

6. 将7组对立的句式做完。

7. 互换体验。

正在得觉的我（代后记）

必然是种下一粒种子，方能获得；

必然是点亮一盏心灯，方能醒觉；

必然是要有一段旅程，方能到达；

必然是在迷惑中，方来寻找方向；

必然是爱的流动，方能成就人间；

必然是经历了一番穿越，你我方才在此相遇。

是的，亲爱的朋友，此时，或许你已经读完整个故事，已经随着本书的主人公——流浪者—旅行者—得觉者，经历了春夏秋冬，走过了一段心路历程。历经了这番穿越，你我在此相遇。此刻，我们是在这一程的终点相见，自然，它也会成为下一段路程的起点。

用这本小书，我记载了一段心灵的旅途，为着此刻正在读这本书、懂得这些文字的你。

我猜，你是一口气把它读完的。在这过程中，你的脑海和心中无数次浮现出你自己在生活中的身影、片段，你自己的心路历程。

一个心灵上徘徊无助的流浪者，蜕变成为去经验得到觉悟的旅行者，再成长为重生后传播大爱的得觉者，跟随他一路走来，你是否也已经成为一个"正在得觉的我"？

从"他"到"你"，再到"我"，从"已明得觉的他"到"看他得觉的你"，再到"正在得觉的我"！

你是否愿意将自己的角色迅速转化，从一个读者变为一个自我成长道路上的人，成为目标里的人？得觉之路是我们每一个人都要走、愿走、想走、走上、已经在走的心灵之旅，是每一个"我"走在这条路上，而并非其他人。这段旅程也完全是一个在生活中实际历练的过程。

这本书是一个邀请，邀请你成为目标里的人，成为"正在得觉的我"，这才是你内心想要的、渴望的，也是这本书带给你的最大意义。

这本书是一个邀请，邀请每一个"正在得觉的我"，从一月到十二月，走过四季。在这个过程里，你是否正在构建自己的格局？你是否感受到和你在一起的周围的所有力量？你是否正在播下种子？你是否正在让自己心中的爱流动起来？你是否正在经历着迷与明？你是否为你的未来做了决定？你是否在人生中学会了纳缺扬优？你是否正在翻越自己那座五指山？你是否时时刻刻在用快乐冲洗自己？你是否已经成为你心灵图景目标中的人？你是否正在过程中穿越？你是否正在对自己说"太好了"？

还记得那张出发的票根吗？你在上面填写了些什么呢？